战胜风湿骨病丛书

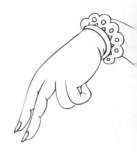

战胜银屑病性关节炎

主 编 毕 岩 张昕烨

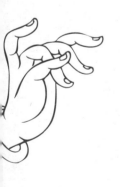

U0188883

中国科学技术出版社

·北 京·

图书在版编目（CIP）数据

战胜银屑病性关节炎 / 毕岩，张昕烨主编 . — 北京：中国科学技术出版社，2018.8（2019.3 重印）

（战胜风湿骨病丛书 / 吴英萍主编）

ISBN 978-7-5046-8086-0

Ⅰ . ①战… Ⅱ . ①毕… ②张… Ⅲ . ①银屑病－中医治疗法－问题解答 Ⅳ . ① R275.986.3-44

中国版本图书馆 CIP 数据核字（2018）第 157066 号

策划编辑	焦健姿	王久红
责任编辑	黄维佳	
装帧设计	华图文轩	
责任校对	龚利霞	
责任印制	李晓霖	

出　　版	中国科学技术出版社
发　　行	中国科学技术出版社发行部
地　　址	北京市海淀区中关村南大街 16 号
邮　　编	100081
发行电话	010-62173865
传　　真	010-62173081
网　　址	http：//www.cspbooks.com.cn

开　　本	710mm×1000mm　1/16
字　　数	117 千字
印　　张	10.5
版　　次	2018 年 8 月第 1 版
印　　次	2019 年 3 月第 2 次印刷
印　　刷	北京威远印刷有限公司
书　　号	ISBN 978-7-5046-8086-0/ R · 2264
定　　价	29.80 元

（凡购买本社图书，如有缺页、倒页、脱页者，本社发行部负责调换）

丛书编委会名单

总 主 审　陈珞珈　王中男
总 主 编　吴英萍
副总主编　张昊旻　吴九如　张丽莉
编　　委　徐忠良　孙　立　马晓依　冷　威
　　　　　应达时　毕　岩　付玉娟　张昕烨
　　　　　孟祥月　王若男　王　姝　崔　妍
　　　　　史宇航　国宝龙　刘迎辉

分册编著者名单

主　编　毕　岩　张昕烨
副主编　孟祥月　冯　浩
编　者　刘春风　孟　晴　魏述程　魏　建

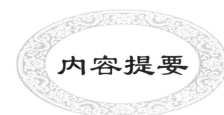

内容提要

　　本书是一本有关银屑病性关节炎的科普图书，以吴英萍教授从医40多年的临床经验为出点，从初识银屑病性关节炎、银屑病性关节炎治疗、银屑病性关节炎的调养与康复等角度展开，采用一问一答的形式，生动、形象地论述了什么是银屑病性关节炎、如何治疗及生活中如何调摄等相关问题。本书资料翔实，观点新颖，语言简洁、通俗易懂，重点突出实用，理论与临床兼顾，可以帮助患者及其亲属深入地了解本病，可以解除干燥综合征患者的困惑，指导其客观、正确认识本病，并配合临床医生治疗，树立战胜疾病的信心，可供银屑病性关节炎患者、患者家属，以及对本病感兴趣的读者阅读。

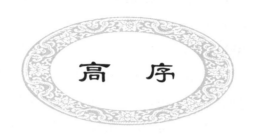

高　序

　　吴英萍教授倾心编著的"战胜风湿骨病"丛书即将付梓，她希望我为此书作序。此事如果是在两年前，我会毫不犹豫地欣然命笔。而如今，考虑我与她的关系，就有些迟疑不定。她说："这套丛书的出版是为了更好地传播预防治疗风湿病的知识和技能，帮助数以万计的风湿病患者解除痛苦，是将我几十年呕心沥血研究的独特疗法奉献给社会，你担心什么？"听到这些，我再也难以推却，只好"举贤不避亲"了。

　　"战胜风湿骨病"丛书是吴英萍教授集40余年医学研究和临床实践成果的结晶，是"英平风湿骨病治疗体系"理论和方法的具体诠释和解释，是一套融中国传统医药学与西方现代医药学于一体的风湿病大众医学科普读物。丛书从上百种风湿病中选取了8种常见、多发、患者众、危害大的风湿骨病症，由浅入深、通俗易懂地详细阐释了风湿病的病因病理和预防、诊断、治疗、康复全过程的理论知识和实践经验，既为风湿骨病医学工作者提供了一部难得的教材和工具书，也为广大风湿骨病患者的医疗康复提供了有益的指南。

　　风湿病，在我国古来有之，春秋战国时期的中医药典籍《黄帝内经》中将其称为"痹证"，是一种既常见又难治的疾病，被世界医学界称为"活着的癌症"。如果不能及时有效治疗，不仅会导致患者骨骼变形、关节扭曲、肢体瘫痪，还会累及多个脏器和免疫功能的丧失，给患者带来巨大的生理、心理痛苦和经济负担。据世界卫生组织统计，全球因患风湿病而致残的患者每年有近 4000 万人。我国现有风湿病患者达 2000 万人以上，其中 80% 的患者治疗效果不佳，尤其在广大农村地区，风湿骨病成为因病致贫、因病返贫的重要因素之一。

为攻克这一世界医学难题，帮助风湿骨病患者摆脱病痛的折磨，从 20 世纪 70 年代末开始，学习西方现代医学的大学毕业生吴英萍，在军队领导的鼓励和支持下，转而刻苦钻研中医药经典，遍访各地名医大师，巧借千家方、妙用本草经，历经 10 余年夜以继日的科学攻关，成功研究出有效治疗风湿骨病的"英平系列中成药"，获得军队科技进步奖，并在此基础上创立了一整套行之有效的"英平风湿骨病治疗体系"。30 多年来，这套治疗体系为 100 多万名风湿骨病患者提供了良好的医疗服务，有效率达 98%，治愈率近 60%。

"英平风湿骨病治疗体系"的独到之处在于既追求治疗的有效性，又探寻风湿骨病的病因和病理，以实现"既治已病，又治未病"的功效。"英平风湿骨病治疗体系"认为，人的脏腑功能失调、免疫能力下降，是导致风湿病发生的内因；而作息不周、风寒湿邪侵入，则是风湿病发作的外因。内因为本，外因为末，舍本求末则百病难除。因此，应对风湿骨病的治本之道是调节脏腑功能、重建机体平衡和增强免疫能力。根据这一理念，吴英萍教授从 100 多味纯中药中成功研制出 10 余种国家专利保护的中成药，形成有效治疗风湿骨病的"核心技术"。

传统医药学和现代医药学是我国医药学的"一体两翼"，共同承担着维护人民健康的重任。中医药和西医药各有所长，又各有所短。实现中西医药的有机融合，扬长避短，取长补短，是我国医药学发展的最大优势。"英平风湿骨病治疗体系"的可贵之处就在于探索出一条将中西医融为一体的路子，在风湿病的预防、诊断、治疗、康复等各个环节，将药物疗法、经络疗法、物理疗法、营养疗法、功能训练等各种中西医治疗手段科学组合，综合运用，从而收到标本兼治的良好效果。

2016年8月，党中央、国务院召开了具有重要历史意义的全国卫生与健康大会。习近平总书记提出了"大卫生、大健康"的理念，要求将人民健康置于优先发展的战略地位，并确定了"预防为主，中西医并重"的卫生工作方针。希望"战胜风湿骨病"丛书在健康中国建设和传播防治风湿骨病知识、技能方面能够发挥更大的作用，也希望"英萍风湿骨病治疗体系"在理论研究和实践创新方面，不忘初心、戒骄戒躁，继续探索，不断完善，为提高人民健康水平做出新的更大贡献。

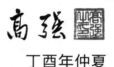

丁酉年仲夏

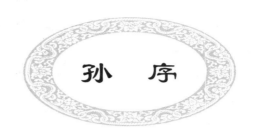

孙　序

　　民为邦本！"没有全民健康，就没有全面小康"，要实现中华民族伟大复兴的"中国梦"，就必须夯实"健康中国"这一关系全面小康的民生基础。因此，习近平总书记在全国卫生与健康大会上明确提出了我国新时期卫生工作方针："以基层为重点，以改革创新为动力，预防为主，中西医并重，将健康融入所有政策，人民共建共享。"由此可见，国家和人民对医药卫生工作提出了更大的需求和更高的要求，每一位医者的肩上都应有继承发展医学、服务大众的责任担当。

　　学无止境！医学，无论是中医学还是西医学，同样学无止境。要做到"术业有专攻"，就必须倾注毕生精力博学而深思。清代学者程国彭在《医学心悟》中说："思贵专一，不容浅尝者问津；学贵沉潜，不容浮躁者涉猎。"每一位医者的心中都应有潜心治学以促进实现医学"创造性转化、创新性发展"的责任担当。

　　风湿病，既是一种常见病、多发病，又是一种难治病。中医学认为，"风寒湿三气杂至，合而为痹"（《黄帝内经素问·痹论篇》），且按邪气所胜划分为：风气胜者为"行痹"，寒气胜者为"痛痹"，湿气胜者为"着痹"；按时令得病划分为：以冬遇此者为"骨痹"，以春遇此者为"筋痹"，以夏遇此者为"脉痹",以至阴遇此者为"肌痹",以秋遇此者为"皮痹"。西医学认为，风湿病大多是自身免疫性疾病，其病具有四大特点：隐（发病隐蔽）、慢（病情发展缓慢）、长（病程长）、传（大多有遗传倾向），是一组长期侵犯关节、骨骼、肌肉、血管和相关软组织或结缔组织为主的疾病，诊断及治疗均有相当难度。每一位主攻风湿病的医者在临床中都应有深入研究、总结提高的责任担当。

吾徒吴英萍出身军人，先后学习西医学、中医学，从事风湿病中西医结合临床 40 多年。响应习主席"切实把中医药这一祖先留给我们的宝贵财富继承好、发展好、利用好"的号召，遵循新时期卫生工作方针，认知"人命至重，贵于千金"，虔诚学习"大医精诚"之精神，牢记"术贵专精"之师训，潜心治学、勇于实践，研制成功国家级新药 4 项、中成药 30 余种，获得国家专利 25 项，著述 160 余万字，创立了中西医并重之"英平风湿骨病治疗体系"，荣获军队科技进步奖及吉林省"创新创业人才"、全国"巾帼建功标兵"、"三八红旗手"、五一劳动奖章等荣誉称号。近年来，数历寒暑、数易其稿，以大量临床病例为基础，精心编写了"战胜风湿骨病"丛书。

抚卷通览，"战胜风湿骨病"丛书阐述全面、病例典型，中西医并重且相互补充，方法实用可行，行文简洁明了，易于普及推广，既能惠及广大群众，又可供同仁参考。

观其志，可赞；观其行，可嘉；观其书，可读。

孙光荣

丁酉年仲夏

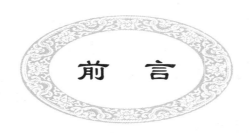

前　言

　　银屑病性关节炎在人群中发病率高，给患者的生活和工作带来许多不便和痛苦。多年来，吴英萍医生在临床工作中积累了丰富的治疗风湿骨病的经验，我们将其系统地整理、总结出来，使之能够为患者求医问药提供科学的依据，为医学爱好者了解本病带来有力的参照，从而更好地服务于百姓健康。

　　初识银屑病性关节炎包括本病的病因、临床表现及检查方法等，名医治疗包括西医和中医治疗，调养与康复引入多个病例，并介绍了食疗药膳、导引运动等多种中医药疗法。本书语言口语化强、阅读容易，每个部分都设置清晰目录，以问答的形式引入患者关心的问题，让阅读者对内容一目了然，轻松查阅到自己所需资料，其中的中医药调养与康复内容更是简便易行，可操作性强，相信一定会受到各层次读者的欢迎。

　　本书的最大特色是将专业知识进行科普化加工编写而成，能让没有医学基础的读者也可以迅速理解文字内容，既有科学性、科普性，又有趣味性和故事性。相信本书的推出，一定可以让广大读者对银屑病性关节炎有更加深入的认识，从而为百姓健康事业做出积极的贡献。

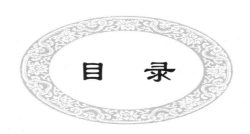

目　录

第1章　初识银屑病性关节炎

第 2 章　名医治疗银屑病性关节炎

第3章　银屑病性关节炎的调养与康复

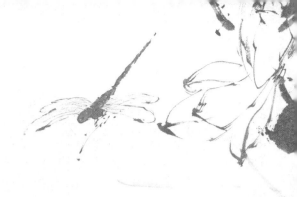

第1章 初识银屑病性关节炎

第一讲 银屑病性关节炎的表现

中医诊室

　　谷大妈，今年57岁，7年前从小腿开始出现点滴样皮疹，界限清楚，逐渐增多，呈散在分布，有瘙痒感，后皮疹逐步向上蔓延至大腿、臀部、躯干部，上肢、手背，皮损处干燥，不断脱屑。皮损处上覆厚层鳞屑，刮除后可以看到一层薄膜，薄膜下有点状出血现象。皮疹不断融合，以臀部、小腿明显，可见鳞屑性丘疹和斑块，有白色鳞屑脱落，去过多家医院就诊，内服外敷药用了很多，中草药、偏方也吃了不少，皮疹却反复发作。身上皮疹夏秋季变轻，冬春季加重。由于没有明显严重，后来也没特别关注。一年前，感冒后自感双手、双膝及脚疼痛不适，开始以为只是普通的关节炎，谁知道最近她发现关节肿痛越来越厉害，有的关节还开始慢慢变形。现在全身的银屑病表现也越来越严重了，左脚掌趾关节及右手环指疼痛，疼痛早晨较重中午减轻，且手指活动受限不能伸直及握拳，环指处有明

1

显的关节增粗，双手指甲凹凸不平，十分粗糙，像顶针一样。这才在家人的陪同下挂了专家号，找到了吴英萍医生。吴英萍医生通过详细询问病情并结合相关检查结果，告诉谷大妈，她得的病叫银屑病性关节炎，这时，谷大妈才知道越来越严重的关节痛竟是银屑病惹的祸。

谷大妈得的到底是什么病呢？为什么得了银屑病以后又出现了关节疼痛、增粗等症状呢？两者有什么关系吗？什么是银屑病性关节炎呢？跟类风湿关节炎有什么区别呢？怎么才能知道自己得的是银屑病性关节炎呢？银屑病性关节炎的典型症状有哪些呢？应该做什么检查才能确诊呢？本病应该如何预防呢？

下面，我们将针对上面的问题逐一介绍银屑病性关节炎的一些基础知识。

1. 什么是银屑病性关节炎

谷大妈：通过我的描述，我得的这是什么病？

英萍医生：根据您的症状表现和从相关的检查结果来看，您得的是银屑病性关节炎。根据您的描述，您七年之前得过银屑病，银屑病就是我们老百姓常说的"牛皮癣"，是一种常见的、比较容易复发的慢性炎症性皮肤病。得了这种病，患者身上可出现红色的丘疹，刮之可见银白色的鳞屑，并且刮完之后有的能露出点状的出血。皮损有的分布在肘部或者膝部，就像硬币那么大，或者全身皮肤都可以累及。您当时是臀部和小腿皮损比较明显，鳞屑性丘疹缓慢增大以后可以融合成大小、形状不一的斑块，有的患者因为这个皮损羞于见人，对患者会造成很大的困扰。在银屑病中，寻常型银屑病是比较常见的，治愈以后也比较容易复发，就像您这样反反复复，时轻时重，而银屑病性关节炎（psoriatic arthritis，PsA）是一种与银屑病相关的炎性关节病变，它不是像骨性关节炎是退行性的，它是一种炎症性的关节炎。一般来说，导致关节痛有两大原因，一个是老年性退化，即退行性关节炎，就是我们常看到一些老年人会有腰痛、腿痛、关节痛的发生，主要是因软骨退变与骨质增生产生的机械性生物化学性刺激，活动后疼痛会加重；第二种就是炎症性所引起的疼痛，像银屑病关节炎就属于炎性的关节病变，这个关节炎与人类白细胞抗原 -B27 有相关特点，查类风湿因子多为阴性，可在银屑病多次反复加重后出现关节症状，有 5%～30% 的皮肤银屑病病人会发生银屑病性关节炎，一般来说，皮损大多数都出现在关节病变之前，也就是有了皮损后过些年才会出现关节症状，但是也有 10%～15% 的病人先出现关节症状再出现皮肤银屑病。您就属于先出现了皮肤银屑病，然后得的关节炎，根据您患有皮肤银屑病的病史和相关的检查结果来诊断，您得的就是银屑病性关节炎。

2. 银屑病性关节炎的主要症状及分型

谷大妈：除了关节痛、变粗、变形，还会出现其他的症状吗？

英萍医生：银屑病性关节炎所引起的疼痛常比类风湿关节炎要轻，偶尔会呈现像急性痛风样起病的表现。关节的症状与皮肤症状可同时加重或者减轻。主要症状表现在关节、指甲、皮肤等几个方面，同时还会有其他系统的一些损害。

首先就是关节的表现，根据银屑病性关节炎的表现特点，临床上将该病分为以下五种类型。

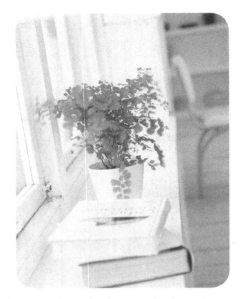

第一种叫少数指（趾）型：也就是单关节炎或寡关节炎型，就是单一和不对称的少关节炎，是临床上银屑病关节炎患者中最多见的，占大约70%的比例，患者会有1个或者数个指关节同时受累发病，而且关节受累不是对称出现的，患者同时会有关节肿胀和腱鞘炎的发生，使指（趾）呈肠膨状，像我们平时吃的香肠一样。

第二种叫类风湿关节炎样型：患者出现类风湿关节炎样的表现，就像得了类风湿关节炎一样，这样的患者约占15%的比例，为对称性、多发性关节炎，关节受累是对称的，比如您左手示指近端的指间关节发病了，那么右手的示指近端的指间关节也会对称发病，同时伴有爪状手，手的畸形就像鸡爪一样。病人的表现类似类风湿关节炎，会出现晨僵，关节对称性受累，近端指关节也就是靠近躯干的指关节会出现梭形的肿胀，晚期向尺侧也就是向小手指侧偏斜。偶尔会有类风湿结节或检查出现类风湿因子阳性。目前有人诊断这类病例属于类风湿关节炎与银屑病的重叠，是否是两种疾病的重叠现在还有些争论。

第三种类型叫不对称性远端指（趾）间关节型：这类患者较少，约占5%的比例，主要累及远端指（趾）间关节，也就是离躯干侧远的指（趾）间关节，是银屑病关节炎中一个"典型"但是很少见的表现，远端指（趾）间关节表现为红肿、甚至会出现畸形，这种类型常常从足趾开始，然后再累及其他的关节。但是指骨没有向尺侧偏斜的症状，疼痛要比类风湿关节炎轻，常常会有指甲的营养不良，这种类型男性比较常见一些。

第四种类型就是残毁性关节炎型：也占大约5%的比例，这种类型的患者往往关节会遭到严重的破坏。手、足多个关节和骶髂关节都会受到累及而发病。特征表现为进行性关节旁遭到侵蚀，导致骨质的溶解，可以伴有或没有骨质性关节强硬，这种酷似神经病性关节病，但是没有疼痛感。此型的皮肤银屑病也会比较广泛而严重，脓疱型或者红皮病型的皮肤银屑病比较好发此类型的关节炎。

第五种类型叫强直性脊椎炎型：占5%的比例，这种类型的患者出现了脊柱炎和骶髂关节炎，可出现单纯性脊椎炎或是脊椎炎与外周关节炎同时发生。脊椎病变会出现韧带骨赘，在胸椎和腰椎更多见，骨突关节出现间隙狭窄和硬化，椎间盘连接处也会遭到侵蚀，脊椎的椎体前缘会出现骨性增生，这些变化在颈椎的下部比较常见。

这种关节病变如果发生周围关节炎可累及远端指（趾）关节，患者会表现为双侧对称性或单侧不对称性侵蚀性的关节炎。炎症除发生在滑膜，还可能沿肌腱的附着点进入骨骼区域。部分病人骶髂关节可以受累。这种类型的关节炎临床的特点为脊椎僵硬，可发在早晨，大约持续30分钟以上。

除了主要的关节变化，银屑病性关节炎的患者还会出现指（趾）甲的变化，银屑病性关节炎患者中有80%会伴有指（趾）

甲的异常，指（趾）甲的异常可为早期的诊断提供重要的线索。所以皮肤银屑病的患者要注意观察自己的指（趾）甲的变化，由于我们甲床和指骨有着共同的供血来源，爪甲的慢性银屑病性损害会引起血管的改变，最终影响其下的关节，有研究已经发现骨改变的程度与指甲变化的严重性有很大的关系，并且经常发生于同一指（趾）上。常见的甲的变化像有点状凹陷、指（趾）甲横断、指（趾）甲纵嵴、指（趾）甲变色、甲下角化过度、甲剥离等。

患者皮肤的表现主要是头皮和四肢伸侧较容易发生皮肤损害，尤其肘部和膝部，呈散在或广泛分布的皮损。损害为圆形或不规则形丘疹和斑块，表面覆以丰富的银白色鳞屑，用硬物将鳞屑刮除后显露出发亮的薄膜，去除薄膜可见到点状出血。

除了以上的关节、指甲和皮肤的表现以外，在银屑病性关节炎患者中，可伴有其他系统的损害，比较常见的有：急性前葡萄膜炎、巩膜炎、结膜炎、干燥性角膜炎；炎性肠病和胃肠道淀粉样变性病；脊椎炎性心脏病，出现主动脉瓣关闭不全、原因不明的心脏肥大、持久性传导阻滞为特征的一些表现。还可以有发热、消瘦、贫血等全身的一系列的症状表现。

由此可见，银屑病性关节炎不止有关节和皮损的表现，还会出现指甲和其他系统的一些损害和症状，皮肤银屑病患者要注意观察自己身体的一些异常变化，有异常要及时就医，以免延误病情。

3. 银屑病性关节炎的皮疹特点及指甲改变

谷大妈：银屑病性关节炎的皮疹有什么特别的表现吗？对

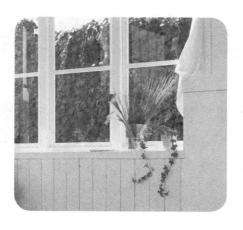

指甲有什么影响呢？我们怎么观察？

英萍医生：银屑病性关节炎与其他关节炎的重要区别之一，就是出现明显的皮肤损害。典型的表现是好发于头皮及四肢的伸侧，尤其以肘和膝的伸侧多见，病变为红色的丘疹，逐渐融合成为斑片状，表面覆以多层银白色鳞屑，剥落后出现发亮的薄膜，如果揭去薄膜会出现点状的出血。大多数的病例中，皮肤病变出现于关节炎之前，也就是先有皮肤病变然后才出现关节炎，只有 10%～15% 的病例皮肤病变出现在关节炎起病之后。而关节炎的类型与皮损的程度没有关系，但关节炎的严重程度多与皮肤病变的严重程度相关，严重的关节炎可以有比较广泛的皮疹。偶尔也可出现皮损很小，位于不易察觉的部位，而没有被发现的情况。

银屑病性关节炎的指甲改变是它的一个特征，前面也提到过，远端关节或其邻近的指甲多一起受累。常见的病变是顶针样的凹陷，有一个个的小坑出现，甲脱离，甲下角化过度、甲板增厚浑浊、色泽发乌或有白甲，指甲可形成横沟及纵嵴。

谷大妈：银屑病患者一旦发现指甲出现了变化，是患银屑病性关节炎的预兆吗？

英萍医生：银屑病性关节炎严重影响到了患者的生活质量。如果能够早期检测出来，并积极的治疗银屑病性关节炎，可以防止银屑病性关节炎的发生和发展。现在有研究表明，银屑病

7

患者如果累及指甲，发现指甲有相关的改变了，如顶针样的凹陷，有一个个的小坑出现，甲脱离，甲下角化过度、甲板增厚浑浊、色泽发乌或有白甲，横沟及纵嵴等变化，将预示着会发生银屑病性关节炎，为早期诊断和治疗银屑病性关节炎也提供了一定的理论依据，如果早期进行干预可以防止或者减慢发展成银屑病性关节炎的可能。所以患者要注意指甲的变化，如有异常及时就医。

4. 如何诊断银屑病性关节炎

谷大妈：怎么知道我得的就是银屑病性关节炎呢？

英萍医生：结合患者的关节、皮肤、指甲等症状和体征以及相关的检查结果进行诊断。第一，有寻常型银屑病史及其皮损和指甲的变化；第二，大小关节不对称受损、肿痛、变形，可以有关节活动障碍，也可以没有，病程超过4周以上，对称性周围关节炎，检查类风湿性因子阴性，无皮下结节；第三，X线检查显示病变关节侵蚀，关节间隙变窄，软组织肿胀，骨质疏松、溶解或伴有骨质性关节僵硬，"铅笔置于杯内"畸形；累及脊柱的患者，可有背部疼痛、僵硬，活动受限，病程也在4周以上，X线检查有骶髂关节炎；第四，同时排除其他原因引起的关节病变。以上四点有助于关节病型银屑病的诊断，如果患者有银屑病皮损，自己观察有指甲的变化或者关节有疼痛、变形、红肿的现象发生，一定要及时就医，做进一步的检查，以免延误了治疗。

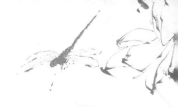

5. 银屑病性关节炎的鉴别诊断

谷大妈：如果患者有皮肤银屑病，又出现了关节炎症状，是否就是银屑病性关节炎？

英萍医生：银屑病患者出现了炎性关节炎的表现，如关节疼痛、红肿、变形，即可怀疑为银屑病性关节炎。但要结合相关的检查，先排除其他关节炎，如类风湿关节炎、强直性脊柱炎、骨关节炎等，才能做进一步的诊断。所以皮肤银屑病的患者，过了一些年突然出现了相关的关节症状，一定不要忽视，要及早就医，明确诊断，以免延误了病情。

谷大妈：我这个不是类风湿关节炎或者痛风吗？银屑病性关节炎都需要和什么疾病进行鉴别呢？

英萍医生：这个鉴别就需要一些专业知识了，一般来说，类风湿关节炎好发于四肢的小关节，为游走性多发性的关节炎，以近端指间关节、掌指关节和腕关节受累比较常见，关节常常是对称受累发病的。晚期掌指关节会出现向尺侧（小手指侧）偏斜，皮肤可见类风湿性结节，检查类风湿因子是呈阳性的。X线以关节侵蚀性改变为主。

痛风引起的急性关节炎起病较急，多在夜间发作，白天有所减轻，经数月到数年的反复发作，形成慢性痛风，产生关节的畸形和僵硬。但银屑病性关节炎有银屑病皮损和特殊指甲病变、指（趾）炎、附着

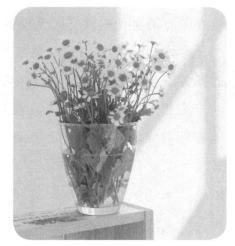

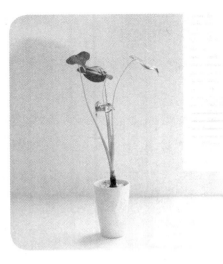

点炎，常侵犯远端指间关节，检查类风湿因子呈阴性，特殊的 X 线表现如笔帽样改变，部分患者有脊柱和骶髂关节病变，既有关节病变，又有银屑病，但血清类风湿因子阴性，而类风湿关节炎血清类风湿因子为阳性。另外，根据你的临床症状和无高尿酸血症，可与痛风相鉴别。

银屑病性关节炎主要是注意与类风湿关节炎相鉴别，类风湿关节炎类风湿因子阳性，而银屑病性关节炎类风湿因子多为阴性。

临床上还需要与骨关节炎相鉴别，两者都会侵蚀远端指间关节，但骨关节炎无银屑病皮损和指甲病变，发病的年龄多为 50 岁以上的老年人，常以疼痛为主，活动时加重，休息一下一般可以缓解，检查血沉和 C 反应蛋白等炎性指标也正常。X 线检查多为增生性的改变，无侵蚀性破坏，无指（趾）甲病变。

另外，就是要注意和强直性脊柱炎相鉴别，银屑病关节炎的寡关节炎型和脊柱炎型与强直性脊柱炎之间是比较难鉴别的，甚至当银屑病皮疹未出现或被忽略时，容易长期被误诊为强直性脊柱炎或某一种脊柱关节炎。此时结合患者有多关节受累、远端关节受累、腊肠指（趾）、指（趾）甲病变、银屑病家族史、X 线片单侧骶髂关节炎和跳跃性椎体骨赘等表现，有助于银屑病关节炎的鉴别诊断。

谷大妈：我自己如何分辨是退行性关节炎，老年人的骨性关节炎，还是炎症性关节炎呢？

英萍医生：银屑病性关节炎会出现关节的红肿、疼痛，甚至变形，很多病人一开始会以为是骨科疾病或者是扭伤，忽略了病情，往往在家自行贴些膏药，上网查查或者听些广告就买些中成药来吃，进行了错误的自我诊疗。所以患者们要学会分清什么是退行性关节炎，什么是炎症性关节炎。一般来讲，骨关节炎患者多没有晨僵的症状，也就是非风湿性疼痛，像外伤、神经性疼痛等一般没有晨僵的感觉，如果患者感觉到有明显的晨僵了，往往提示关节的疼痛是炎症性的，与劳损性或者退行性关节炎最大的区别就是炎症性关节炎的症状会出现晨僵，这种晨僵有时候可以持续很久，数小时也有可能，在活动之后，往往晨僵和疼痛会有所缓解。

所以，患者一旦发现有关节疼痛是属于炎症性的关节炎，本身又患有银屑病，就有很大可能是银屑病性关节炎，一定要及时到医院检查诊治。

6. 银屑病性关节炎对关节的影响

谷大妈：还会不会影响到其他关节呢？

英萍医生：银屑病性关节炎，一般小关节的受损比较多见，大关节受损少见，可出现单一和不对称性的少关节炎，主要累及指（趾）间关节。银屑病关节炎最常见的表现是指（趾）远端和近端的关节炎，指（趾）的近端关节受累，或远端和近端关节同时受累可导致典型的"香肠样"指（趾）；还可出现系统性的多关节炎症，包括近端指间关节、掌指关节、腕关节、踝关节和肘关节。另外包括脊柱炎和骶髂关节炎，类似强直性脊柱炎伴有中轴关节炎和膝、骶髂关节受累，许多病人外周关节也可受累。另外，银屑病性关节炎的病人，还可以有肌腱和肌腱端受累，

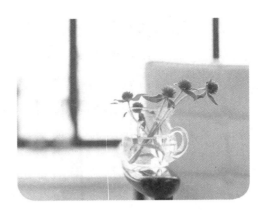

包括跟腱。大关节如肘、膝、髋、踝关节如果受损，病情复杂严重，患者备受病痛的煎熬。可见，银屑病性关节炎可能累及的关节很多，包括小关节和大关节，甚至肌腱，都有可能受到累及。

谷大妈：银屑病性关节炎关节的外观会有什么样的变化呢？

英萍医生：银屑病性关节炎患者关节最开始受累的时候，表现为关节的红肿、疼痛、屈伸不利。这个时候我们会看见关节的周围可能会有红肿的现象发生，如果病情继续进展，关节损害程度加深，会导致关节的肿痛更加明显，而且变得僵硬变形，如果病情继续恶化，关节残损性损害逐步加深，会导致关节出现畸形。例如出现典型的"香肠样"指（趾）等畸形的表现。

谷大妈：这个银屑病性关节炎会导致关节变形吗？

英萍医生：银屑病性关节炎患者关节最开始受累时表现为关节红肿、疼痛、屈伸不利，病情进展较缓慢，这个时候没有明显的畸形出现，如果没有进行积极的诊治，关节损害程度进一步加深，关节肿痛会更明显，导致活动障碍，关节会变得僵硬变形。如果病情迁延日久，反复发作，关节受残损性损害逐步加深，就会导致关节出现畸形，患者会失去自主活动的能力，

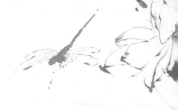

甚至造成残疾。

7. 银屑病是否会导致银屑病性关节炎

谷大妈：得了银屑病就一定会得银屑病性关节炎吗？

英萍医生：得了银屑病的患者不是一定就会得银屑病性关节炎的，银屑病性关节炎临床较少见，有5%～30%得了皮肤银屑病的病人才会发生银屑病性关节炎。一般来说，银屑病病程较长、反复发作的患者，就容易引起部分患者的关节损害，引起银屑病性关节炎。另外，皮疹也不一定就出现在关节炎之前，有53%～75%的银屑病性关节炎患者先出现皮疹而后出现关节炎，10%～15%患者关节炎和皮疹可以同时出现，10%～25%的患者关节炎先于皮疹出现，所以不一定得了银屑病就一定会得银屑病性关节炎，关节炎也不一定是发生在皮疹之后的。

8. 银屑病皮损程度与关节炎病变发生率的关系

谷大妈：银屑病皮损越严重，关节病变的发生率越高吗？

英萍医生：一般来说是这样的，银屑病皮损越严重，越反复发作，关节的病变发生率就会越高，皮肤广泛受损的患者发生破坏性或残毁性关节炎的可能性就越大，但关节病变的缓解或者加重，与皮损的减轻或加重关系不大，也就是说皮损减轻了或者加重了，和已经形成的关节炎的缓解或者加重关系不大。

9. 银屑病性关节炎发病年龄及性别

谷大妈：银屑病性关节炎发病与年龄和性别有关系吗？

英萍医生：银屑病性关节炎可以发生在任何年龄，但是发病的高峰年龄在 30 — 50 岁，发病没有性别上的差异，男女是均等的，但是脊柱受累的银屑病性关节炎患者就以男性较多见。而且经研究，女性发生银屑病的平均年龄也要相对晚于男性。

10. 银屑病性关节炎的病情进展

谷大妈：得了银屑病性关节炎，病情会一直加重吗？

英萍医生：银屑病性关节炎具有间歇性发作和缓解的病程特点，积极的治疗会有所缓解，但是其中有 70% 的银屑病性关节炎患者关节的损害是呈现进行性加重的，所以皮肤银屑病患者一旦发现有关节症状，一定要及时就医，尽早治疗，防止病情的加重，甚至引起关节的畸形，导致残疾的严重现象发生。

11. 银屑病性关节炎的中医认识

谷大妈：中医对银屑病性关节炎是怎样认识的？

英萍医生：银屑病性关节炎病因病机较复杂，中医学认为其发病的关键是风湿热，风湿热是银屑病性关节炎患者特殊体质所独有的致病因子，有很强的破坏性和侵蚀性，风湿热的致病性很强，起初关节肿痛，经年累月，损及肝肾，伤筋动骨而导致关节变形，转成了肝肾虚损证。从中医理论的角度来讲，是在血热的基础之上，经过一系列衍变，最终以风湿热痹阻经脉而发病的，起初发病的时候为实证，表现为风湿热痹阻证，疾病的后期为虚证，表现为肝肾虚损证。所以初发病以祛风湿、清热凉血、通经络为治则，后期以祛风湿、补肝肾、通经脉为治则进行治疗。

第二讲 银屑病性关节炎的发病情况

1. 银屑病性关节炎的病因

谷大妈：得银屑病性关节炎的原因有哪些呢？

英萍医生：部分银屑病人会发展为银屑病性关节炎，这个病因尚未完全明了。本病的发生和遗传、免疫、环境、感染各因素之间都有复杂的联系。

首先来说一下遗传因素，遗传因素在银屑病性关节炎的发病机制中具有明显的重要性，并显示了遗传的多基因性，早期的家族研究提示，在患有银屑病的先症者家庭中，银屑病性关节炎的患病率有所增高。

其次，免疫异常也是诱发银屑病性关节炎的因素之一，已有的研究证据也提示了在银屑病的发病机制中，免疫机制起了重要的作用。其中病毒或细菌感染可以引起免疫的异常，最近发现，在感染人类免疫缺陷病毒（HIV）的人群中，银屑病的发病率要高于普通的人群，银屑病关节炎可发生在 HIV 感染的任何阶段，并且症状较严重。有人从关节液中分离出了 HIV，并在单核细胞与淋巴中获得了证实。在银屑病的斑块内可以检出链球菌和葡萄球菌；在银屑病和银屑病性关节炎患者中，滑膜液内淋巴细胞转化对链球

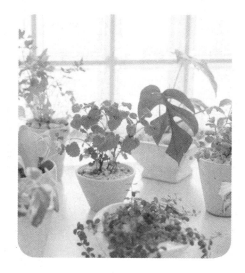

菌的应答也增强了。

除了遗传和免疫因素，环境的因素如生活的地方寒冷、潮湿，季节的变换，患者长时间的精神紧张、忧郁，内分泌紊乱、创伤等，都已被认为是在具有遗传倾向的个体中引发银屑病性关节炎的重要环境因素。

由此可见，银屑病性关节炎的发病与很多因素都有复杂的关系，并不是哪个单一因素就能够决定的。

2. 银屑病性关节炎的关节变化情况

谷大妈：银屑病性关节炎关节到底发生了什么样的改变呢？

英萍医生：银屑病性关节炎的病理变化的相关知识就比较专业了。

（1）慢性滑膜炎症。银屑病关节炎关节周围常见到内层滑膜的增生，关节部位会有局灶性或弥漫性的炎性细胞的浸润，以淋巴细胞为主，也有的是浆细胞。最显著的病理改变为滑膜下的纤维化，毛细血管和小动脉管壁的增厚，内皮细胞突出于管腔内，中层与外膜层都有炎性细胞的浸润。所以会疼痛，关节损害迁延日久甚至会变形。

（2）骨质破坏和骨髓的水肿。导致关节畸形的不是指（趾）炎而是肌腱炎症所引起的，指炎是由肌腱骨止点炎症引起的，骨髓的水肿往往从滑膜囊的嵌入点开始，随着病情的发展蔓延到整个指骨，关节处的炎症会造成软骨下肉芽组织的增生，也从而引起软骨的骨质的破坏。

（3）肌腱骨止点炎症。肌腱骨止点炎是在韧带或肌腱附着于骨的部位发生的炎症，肌腱骨止点炎常呈广泛和对称性的分布，大量的炎症因子可引起滑膜囊水肿和邻近骨质的水肿，也可以引起邻近骨膜的增厚。

（4）指（趾）炎、肌腱炎和软组织水肿，腱鞘炎特别是屈肌腱鞘炎，再加上滑膜炎和软组织水肿可以引起指（趾）炎以及手的"腊肠样"的典型改变。

以上的这些组织病理学改变就会引起关节的疼痛和畸形。

3. 吸烟与银屑病性关节炎的关系

谷大妈：我想知道吸烟和银屑病性关节炎有关系吗？

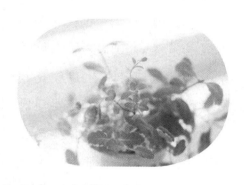

英萍医生：目前有研究显示，吸烟的银屑病受试者患关节炎的风险要高于从未吸烟的银屑病受试者；但过去吸烟（有吸烟史）的银屑病受试者患关节炎的风险对比从未吸烟的银屑病受试者则没有显著区别。研究还发现对于 HLA-C06 等位基因阳性的银屑病患者，这种相关性是不存在的。

4. 银屑病性关节炎对关节以外组织的影响

谷大妈：除了关节，银屑病性关节炎还会影响到其他地方吗？

英萍医生：银屑病性关节炎不仅是关节炎，除了影响皮肤和关节、指甲等，还可能诱发冠心病。部分人误以为银屑病性关节炎只会发生在老年人的身上。其实，任何年龄的人都有可能患上银屑病性关节炎，而 30 — 50 岁是发病的高峰期，所以

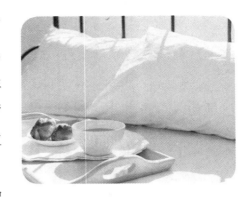

千万不能小看了银屑病性关节炎，它并不仅仅是一种关节炎。有研究显示长期患有银屑病性关节炎的患者，会影响心血管的健康，出现血管栓塞，诱发冠心病，甚至是中风。

银屑病性关节炎又是一种自身免疫系统疾病，除了会影响关节和皮肤、指甲外，其他器官也会受到影响，可累及手指、脚趾，也可累及脊柱、膝关节和踝关节等。30%银屑病性关节炎患者可能有眼部的病变，如结膜炎、虹膜炎、葡萄膜炎和干燥性角膜炎等，所以有不少银屑病性关节炎患者，需要同时到眼科进行治疗；还有一些患者会发生肠道的炎症、骨质疏松等疾病。另外，银屑病性关节炎病人患上代谢综合征的概率也会增高，新陈代谢会受到影响，身体的尿酸、血糖和胆固醇都会比其他人有所增高。

可见，银屑病性关节炎影响到的不仅是关节、皮肤，还会损害身体其他系统，千万不能忽视它，一定要及时的就医诊治。

5. 何种银屑病患者易发生银屑病性关节炎

谷大妈：什么样的银屑病患者患银屑病性关节炎的可能性大呢？

英萍医生：由于大多数银屑病性关节炎患者先发生银屑病皮损，所以很多皮肤科的专家也在研究银屑病皮损和银屑病性关节炎之间的关系，试图发现两者的发生是否有规律性可循，以便早期预警和发现银屑病性关节炎。虽然研究结果有些差异，但目前认为发生于头皮的银屑病患者、累及 3 个以上部位的银屑病患者、有指（趾）甲营养不良的银屑病患者、发生臀沟和肛周的银屑病患者，发生银屑病性关节炎的可能性是比较大的。但是发生银屑病皮损的年龄早晚与是否发生银屑病性关节炎关系并不大。

谷大妈：得了银屑病，一般多长时间有可能患上银屑病性关节炎呢？

英萍医生：大多数银屑病性关节炎的患者先发生银屑病，而后发生关节的损害，国外做过一项以社区为基础的研究，发现在这类患者中，平均银屑病皮损发生 7 年后会出现关节的损害，平均也就 7～8 年会出现关节的损害，这个时间不是固定的。

6. 银屑病患者如何预防银屑病性关节炎

谷大妈：得了银屑病，有什么预防手段可以不再得银屑病性关节炎？

英萍医生：据统计，皮肤银屑病患者中有 5%～30% 的患者会发生银屑病性关节炎，一般来说银屑病病程越长，病情反复发作，就容易引起部分患者的关节损害，引发银屑病性关节炎。所以，患有皮肤银屑病的患者要注意及时就医，及时系统治疗，同时注意精神不要过度紧张，在饮食方面多补充蛋白质、叶酸、水和热量来改善全身状态，注意多脂平衡饮食，饮食的多样化，每天吃多种蔬菜和水果，限制饮酒、高盐和腌菜，禁止吸烟，多进行体育锻炼，防治感染，避免使用易引起银屑病复发的药物，如抗疟药、锂剂、普萘洛尔和其他 β 受体阻滞药、奎尼丁、糖皮质激素、吲哚美辛等。通过积极的治疗，在精神上、饮食上等多个方面的综合预防，来预防银屑病性关节炎的发生。

7. 银屑病性关节炎对人体健康的影响

谷大妈：银屑病性关节炎对健康有哪些影响呢？

英萍医生：银屑病性关节炎患者不只会出现皮肤损害，关节红肿、疼痛、变形，而且经常会有疲劳感，与正常人群相比机体功能也会有所降低。有学者进行了相关的调查，调查结果显示银屑病性关节炎患者的生活能力和质量的评分与类风湿关节炎患者相同。目前证明银屑病性关节炎是一种渐进性、系统性、致残性的疾病。在表现为多发性关节炎的患者当中，有大约一半的患者在出现多发性关节损害以后，2年内会出现关节的残毁。除此之外，银屑病性关节炎还可增加患者死亡的危险，有研究发现和一般的人群相比，男性银屑病性关节炎患者的死亡风险增加了65%，女性增加了59%。有研究显示，如果关节有影像学损害的表现、血沉大于15mm/h、有甲损害等以上临床特点的患者，预示死亡风险性会有所增加，但是银屑病性关节炎患者死亡的主要原因与一般人群是相似的，没有多大的区别。

8. 银屑病性关节炎是否会传染

谷大妈：银屑病性关节炎会传染吗？

英萍医生：有些患者、患者家属及患者周围同事都比较关心银屑病性关节炎是否会传染的问题，我们接触到的患者中很多人因为害怕把病传染给其他人而进行了自我隔离。其实，银屑病是一种慢性炎症性疾病，银屑病性关节炎是与银屑病相关的炎性关节病，患者可以出现皮疹、皮肤增厚、颜色发红等皮肤的病变，可能会对患者的外貌造成一定的影响，其他人也可能会因为患者皮肤的一些表现而躲避，但是银屑病并不是细菌、真菌或寄生虫等传染性致病因子直接引起的，现代医学已有较高水平的检验手段，

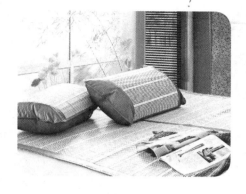

但至今尚未能证明本病有相关传染性的致病因子。另外，从临床实践中我们观察到银屑病也不存在传染的问题。所以，银屑病和银屑病性关节炎是不会传染的，不用担心。

9. 肥胖和银屑病性关节炎的关系

谷大妈：有人说肥胖和银屑病性关节炎有关，是真的吗？

英萍医生：近些年有一些研究表明，肥胖与银屑病风险的增加有关，肥胖也会增加银屑病性关节炎的发生风险。经研究发现，银屑病性关节炎的发生率随 BMI［身体质量指数，体重（kg）/身高（m）^{2}］的增加而增加，与 BMI＜25kg/m^2 的银屑病患者相比，25kg/m^2≤BMI≤29.9kg/m^2、30kg/m^2≤BMI≤34.9kg/m^2 和 BMI≥35.0kg/m^2 的银屑病患者出现银屑病性关节炎的风险分别增加 9%、22% 和 48%。现在很多银屑病患者都合并有肥胖和代谢综合征，他们或许能够通过减轻体重而去预防银屑病性关节炎。因为从银屑病发病，到患上银屑病性关节炎要经过大约平均 10 年的时间，患者有足够的时间去减轻和控制体重，所以患有银屑病的肥胖患者要特别注意。

10. 银屑病性关节炎是否会导致残疾

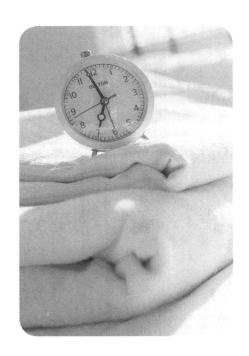

谷大妈：得了银屑病性关节炎，严重了会导致残疾吗？

英萍医生：虽然大多数银屑病性关节炎的患者病程是良性的，但仍有一小部分患者有严重的、难以控制的、有时甚至是残毁型的关节炎。得了银屑病性关节炎，如果不及时进行治疗，控制病情的发展，如果病情迁延日久，反复发作，关节受残损性损害逐步加深，就会导致关节出现畸形，晚期会形成关节强直，患者会失去自主活动的能力，导致残疾的发生。所以，如果患者发现自己得了银屑病性关节炎一定要进行积极的治疗，千万不能大意，以免延误病情，给自己和家人造成更大的困扰。

11. 银屑病性关节炎的累及关节

谷大妈：请吴大夫介绍一下银屑病性关节炎的关节影响情况好吗？

英萍医生：银屑病性关节炎的患者可以只单单表现为脊柱关节炎，脊椎病变会出现韧带骨赘，在胸椎和腰椎较多见，骨突关节出现间隙狭窄和硬化，椎间盘连接处也会遭到侵蚀，脊椎的椎体前缘也可能会出现骨性的增生,这些变化在颈椎的下部比较常见。但是这样患者的比例很小,只占 2% ～ 4% 的比例,多数的银屑病性关节炎患者都表现为多关节炎,主要累及指(趾)间关节。银屑病性关节炎的最常见的表现是指(趾)远端和近端的关节炎,指(趾)的近端关节受累,或远端和近端关节同时受累可导致典型的"香肠样"指(趾);还可出现系统性的多关节炎症,包括近端指间关节、掌指关节、腕关节、踝关节和肘关节。所以只有很少数的患者会只表现为单独的脊柱关节炎。

12. 银屑病性关节炎的发病率

谷大妈:银屑病性关节炎的发病率大概是多少?

英萍医生:现在关于银屑病性关节炎的发病率各家报道的数据不是很统一,银屑病患者中 5% ～ 41.6% 之间的都有,由于患者来源的不同,再加上皮损越重的患者,关节炎的发生率就越高,而门诊就诊的患者病情较轻,统计的发生率就偏低,住院病人一般病情较重,关节炎的发生率就要高。初步统计我国的银屑病性关节炎患病率为 1.23‰。

第三讲　银屑病性关节炎的检查及诊断

1. 银屑病性关节炎的检查方法

谷大妈:都要做哪些检查来确定我得的就是银屑病性关节炎呢?

英萍医生：银屑病性关节炎可以通过一系列的综合检查来确诊。

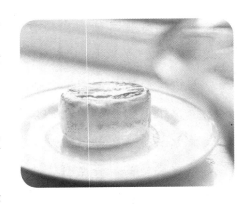

（1）血常规及血沉的检查：在病情活动期，都有不同程度的白细胞增多。少数病程长、病情严重的患者，可有贫血和血沉的增速，40%～60%银屑病关节炎的患者会出现血沉的增快。另外，银屑病性关节炎患者活动期常伴有血小板的增多，而滑膜炎症的活动程度可以通过一定程度的血小板增高反映出来。C反应蛋白也是评价病情活动的指标，可以评价治疗方案是否有效。

（2）尿常规的检查：重叠瑞特综合征者可见有不同程度的尿道炎改变，但尿培养无细菌生长。前列腺液镜检可见炎性细胞。

（3）生化学检查：一般无改变，但与克罗恩病重叠者可有低钾、低钙和低蛋白血症。α_2 和 γ 球蛋白升高。

（4）免疫学检查：类风湿因子呈阴性。IgM 在轻型病人降低，而在重症病人升高。2/3 的病人 IgA 升高，1/3 的病人同时有 IgA、IgM 升高。这里的 IgM、IgA 是我们人体的免疫球蛋白之一，免疫球蛋白与病情的严重程度相关，银屑病性关节炎约 2/3 的病人 HLA-B27 为阳性，也有报道称该指标阳性可以提示出现中轴关节的损害。

（5）影像学的检查：最主要的一项，也是临床常用的 X 线检查，银屑病性关节炎多发于四肢远端的小关节，也可累及腕、肘、肩、膝、髋等大关节及脊柱等部位。可为单一、少数或多发关节病变，但多为单侧不对称性分布，尤其是以远端指（趾）

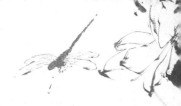

间关节为多发，上肢及下肢的受累机会无大的差别。

外周关节病变的 X 线特点：一个是软组织的改变，常为最早的表现，受累关节呈对称性梭形或腊肠样的肿胀，X 线表现为局部软组织梭形肿胀、密度增高，反映了关节腔积液及软组织的水肿。第二个就是骨质的改变，受累关节邻近部位局部可有骨质密度的降低，自关节边缘部开始出现的虫蚀样、穿凿样骨质破坏吸收，而后逐渐扩展到中央部，典型者出现指（趾）骨端破坏、削尖，突入到邻近增宽而凹陷的基底部，形成"笔套征"。而末节指（趾）骨爪粗隆处骨质吸收破坏、变尖，甚至形成局部缺损、畸形也比较具有特征性。在骨关节边缘有时还可见到条索状、斑点状密度增高影，为关节囊、韧带、肌腱的骨附着处慢性炎症引起。第三个就是关节间隙的改变，关节软骨破坏、碎裂以后造成关节间隙的变窄，严重时可出现关节间隙的融合，骨性强直、畸形或关节脱位、半脱位。

中轴关节病变 X 线特点：病变侵犯中轴关节的时候，X 线表现为相邻椎体中部韧带的骨化形成骨桥，多呈不对称性分布，椎间隙可变窄甚至强直；不对称性骶髂关节炎，会出现关节间隙模糊、强直，骨质虫蚀样侵蚀。

另外，影像学检查还有核医学检查、磁共振检查、超声检查，但是超声检查有其局限性，还要参考其他的检查方法。对银屑病性关节炎患者手指和脚趾的炎症性和破坏性变化显示，超声和磁共振更加敏感。

目前临床上银屑病性关节炎的检查常做的就是实验室检查和 X 线检查，其他的检查方法用得较少。

2. 银屑病性关节炎的诊断标准

谷大妈：银屑病性关节炎有公认的诊断标准吗？

英萍医生：银屑病性关节炎目前还没有公认的诊断或者分类的标准。当患者有银屑病而又表现出炎性关节炎的时候即可考虑诊断为银屑病性关节炎了。许多文献对于银屑病性关节炎的诊断参考了 Moll 和 Wright 的银屑病关节炎分类标准。

（1）至少有一个关节炎并持续 3 个月以上。

（2）至少有银屑病皮损和（或）一个指（趾）甲上有 20 个以上顶针样凹陷的小坑或甲剥离。

（3）血清 IgM 型类风湿因子阴性（滴度＜1∶80）。假如类风湿因子阴性则诊断就很容易了。如果类风湿因子阳性则需要排除银屑病和类风湿关节炎的合并存在。

3. 银屑病性关节炎的理化检查

谷大妈：我需要化验血吗？

英萍医生：银屑病性关节炎的实验室检查可以查血常规，是否有白细胞增多，血小板情况，查血沉和检查是否有贫血，还有就是要检查类风湿因子，C 反应蛋白，免疫球蛋白，HLA-B27 等。在病情活动期，都有不同程度的白细胞增多；少数病程长、病情严重的患者，可有贫血和血沉的增速，40%～60% 银屑病关节炎的患者会出现血沉的增快；另外，银屑病性关节炎患者活动期常伴有血小板的增多，而滑膜炎症的活动程度可以通过一定程度的血小板增高反映出来；C 反应蛋白也是评价病情活动的指标，可以评价治疗方案是否有效；免疫球蛋白与病情的严

重程度相关。经研究，银屑病性关节炎约 70% 的病人 HLA-B27
为阳性，也有报道称该指标阳性可以提示出现中轴关节的损害。
通过以上的实验室检查结合影像学的检查，以排除其他的关节
疾病，如类风湿关节炎。

谷大妈：血液检查时需要空腹吗？

英萍医生：采血检查的时候，您最好早晨空腹来医院，不
要进食，以免对实验室检查指标产生影响，采完血后您就可以
正常进食了。

谷大妈：我这关节都变形了，是不是就能确诊了，还用采
血检查吗？

英萍医生：需要进一步采血检查的，进行相关的实验室检查，
如检查类风湿因子，C 反应蛋白，免疫球蛋白，HLA-B27 等。
要排除其他的关节炎，如类风湿关节炎，我们要看一下类风湿
因子阴性还是阳性，再参考其他的指标，才好做鉴别诊断，排
除患有其他的关节炎的可能。

谷大妈：化验单上显示 HLA-B7，HLA-B27 阳性就能确诊
为银屑病性关节炎了吗？

英萍医生：HLA-B7、HLA-B27 阳性不一定是银屑病性关节
炎，银屑病性关节炎患者约 2/3 的病人 HLA-B27 为阳性，也有
报道称该指标阳性可以提示出
现中轴关节的损害，但是不一
定所有银屑病性关节炎的患者
检查 HLA-B7，HLA-B27 都是
阳性的，还要结合其他实验室
检查结果、影像学的表现和临

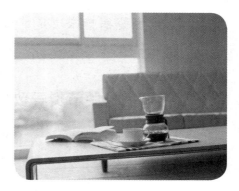

床症状综合考虑。

谷大妈：这么多检查，对我的身体会产生什么影响吗？

英萍医生：检查项目主要是采血进行实验室检查和影像学的检查，是不会对您身体造成什么影响的。

4. 银屑病性关节炎的影像学检查

谷大妈：我听说 X 线检查对身体有辐射，可以不做吗？

英萍医生：X 线可以检出关节损害、关节间隙的狭窄、骨质增生、骨质溶解、骨膜反应以及肌腱末端新骨的形成等变化。比如手指可呈"腊肠样"改变，X 线上特有的"铅笔套征"等，以上这些改变是 X 线诊断银屑病性关节炎的重要指征，为临床诊断治疗提供重要的价值。所以影像学检查是诊断必不可少的一项，另外影像学检查还有核医学检查，磁共振检查，超声检查，但是超声检查有其局限性，还要参考其他的检查方法。相对来说，X 线检查是较经济而且对诊断很有参考价值的检查，所以您最好做 X 线检查，以帮助医生进一步确诊。

谷大妈：CT 检查是针对疼痛部位，还是骶髂关节和脊柱都要做？

英萍医生：做 CT 主要是检查骶髂关节，对于胸椎、腰椎、髋关节等要根据病情来决定是否做 CT 检查，如果患者出现了胸椎或者腰椎的疼痛等症状，可以做 CT 检查来做进一步的诊断。

5. 银屑病性关节炎导致的末端关节改变

谷大妈：我听说得了这个病的人手指变化挺大，吴大夫能具体介绍一下吗？

英萍医生：您说这种情况从 X 线片上显示为"笔帽样"改变，是银屑病性关节炎的特征性变化，具体表现为远端指间关节的近端指骨变尖和远端指骨骨性增生膨大，两者同时发生的变化形成了"铅笔帽"样畸形。这种改变是骨质破坏和增生结合的结果，多见于病情比较严重的患者。

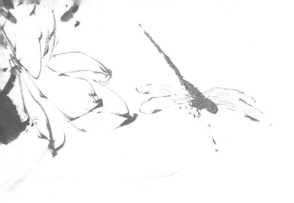

第2章 名医治疗银屑病性关节炎

　　现实生活中，像谷大妈得这样的病以及得病后这种心态都比较常见，我们常说"病急乱投医"，在一个地方治疗一段时间没有效果或者虽有好转但未达到患者预期，加上心情急切，亲属介绍说某某医院、诊所治得好，就不断地更换医院去治疗，最后皮疹越治越多，病越来越重。那么有没有系统介绍银屑病性关节炎用药治疗方面的知识呢？下面我们为大家收集整理了名医治疗银屑病性关节炎的详细用药情况，可作为大家以后治病用药的参考。

第一讲 银屑病性关节炎的西医治疗

1. 西医治疗方法的选择

谷大妈：如果我确诊得了银屑病性关节炎，该怎样选择西医的治疗方法？

英萍医生：目前西医对于本病的治疗方法有很多种，如果经过正规医院检查，确诊您已经得了银屑病性关节炎，您要根据自身情况进行合理选择。首先，您需要对本病的整体情况如病因、临床表现、基本检查和与其他疾病的鉴别有足够的了解。本病治疗原则是缓解疼痛，延缓关节破坏，控制皮肤损害。一般治疗方面须适当补充营养、注意关节功能锻炼，锻炼同时要保持适度休息，避免过度疲劳和关节损伤，忌烟、酒和刺激性食物。本病西医治疗的基础是药物治疗，与类风湿关节炎的治疗相似。强调早期治疗、联合用药和个体化治疗的原则。各人病情不同，必须因人而异制定治疗方案。若病情严重，针对发病部位可以应用手术治疗，如关节成形术等可用于已出现关节畸形并伴功能障碍的患者。

谷大妈：关于银屑病性关节炎的治疗，整体来说应该注意什么？

英萍医生：目前对银屑病性关节炎的各种治疗只能达到近期疗效，不能防止复发。治疗中应注意以下几点。

（1）向患者说明病情及

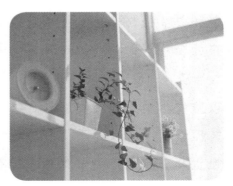

基本知识，配合心理治疗，解除精神负担，尽量避免各种诱发因素。

（2）嘱患者切不可盲目追求彻底治疗而采用可导致严重毒副作用的药物，如全身使用皮质激素、免疫抑制药，反而使病情恶化，转化成脓疱型或红皮病型银屑病等。

（3）对处于进行期的皮肤损伤，应外用温和药物，禁用刺激性强的外用药物。

（4）针对不同病因、类型、病期给予相应治疗。如细胞免疫功能低下，白细胞计数低于正常者，给予提高细胞免疫功能及升高白细胞药物治疗；精神因素诱发者给予镇静药治疗，同时配合心理治疗。

（5）局限性皮肤损害，以局部外用药为主，皮肤广泛损害时给予综合治疗。

谷大妈：听说银屑病性关节炎治疗也不能"去根儿"，这是真的吗？

英萍医生：银屑病性关节炎属于免疫系统疾病，就目前的医疗现状来看，是无法彻底根除的，但是通过对症用药可以缓解症状。除了用药，在生活的其他方面多加注意，也一样能减轻临床症状、延缓病情进展。比如说，适当休息、避免过度疲劳和关节损伤，注意关节功能锻炼，忌烟、酒和易引起过敏反应的食物，如羊肉、海鲜等。还应避免辛辣刺激性食物。注意饮食卫生，预防皮肤损伤加重。已有皮损的患者别搓擦皮损部位，以防发生糜烂和继发感染。银屑病的关节症状往往随皮损的好转而缓解，所以对于关节症状，应先治疗银屑病，同时给予活血止痛药物治疗关节疼痛，待病情稳定、病势减轻后，根据关节症状的缓解情况再采取相应的措施。我们建议患者到专业医院进行检查和治疗，切忌延误病情。

2. 常用的口服西药

谷大妈：本病的常用口服西药都有哪些呢？

英萍医生：药物选择主要有以下几种：①非甾体类抗炎药（NSAIDs），适用于轻、中度活动性关节炎者，具有抗炎、止痛、退热和消肿作用，但对皮损和关节破坏无效。治疗剂量应个体化，只有在一种 NSAIDs 足量使用 1～2 周无效后才更改为另一种。避免两种或两种以上 NSAIDs 同时服用。②慢作用抗风湿药（SAARDs），防止病情恶化及延缓关节组织的破坏。如单用一种 SAARDs 无效时也可联合用药，如甲氨蝶呤作为基本药物，加柳氮磺吡啶。常用的 SAARDs 有以下几种：甲氨蝶呤，柳氮磺吡啶，青霉胺，硫唑嘌呤，环孢素和来氟米特。③阿维 A 酯，属芳香维 A 酸类。口服适宜剂量（遵医嘱），病情缓解后逐渐减量，疗程 4～8 周，肝肾功能不正常及血脂过高、孕妇、哺乳期妇女禁用。④糖皮质激素，用于病情严重和一般药物治疗不能控制病情者。因不良反应多，突然停用可诱发严重的银屑病和疾病复发，因此一般不宜选用，更不应长期使用。但也有学者认为小剂量糖皮质激素可缓解患者症状，可作为 SAARDs 起效前的"桥梁"。
⑤植物药制剂（雷公藤），雷公藤多苷每日分 3 次饭后服（剂量遵医嘱）。

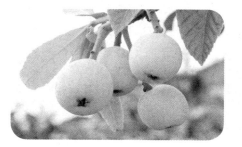

谷大妈：我听说本病的口

服西药中，有一种是"治标药"，既然只是"治标"，还有必要服用吗？

英萍医生：您说的这种药物在治疗银屑病性关节炎中可归类为消炎止痛药，它的确是属于"治标药"。因为关节里面有炎症存在，所以必然会出现关节疼痛，但有一部分患者认为"这点痛我还挺得住"而拒绝服用就是错误的。这部分患者可能把此类药物和单纯的止痛药物相混淆了，认为服用它只能是掩盖疼痛，甚至还有可能贻误病情，因此对其比较抵触和抗拒。其实这类药物虽然属于"治标药"，但它不仅有止痛作用，还有抗炎作用，同时对血沉和 C 反应蛋白等也有降低的功效。因此在医学上统称这类药物为"非甾体类抗炎药"，叫这个名称就是区别于甾体类抗炎药即糖皮质激素，也就是大家俗称的"激素"。而且单纯就止痛而言，对治疗也是非常有帮助的，因为缓解关节疼痛有助于患者进行关节锻炼，从而能够有效保护关节功能。

谷大妈：治疗银屑病性关节炎的药有那么多种，关于用药，请问您有总体的建议吗？

英萍医生：①非甾体抗炎药（NSAIDs）可用于缓解本病的骨骼肌肉症状和体征；②活动性银屑病性关节炎患者应考虑早期使用抗风湿药以改善病情，如甲氨蝶呤、柳氮磺吡啶、来氟米特；③活动性银屑病性关节炎合并有临床相关的银屑病皮疹的患者，应优先考虑使用可改善银屑病皮疹的

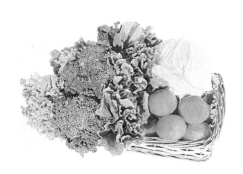

SAARDs，如甲氨蝶呤；④局部注射糖皮质激素可作为本病的辅助治疗手段，全身使用糖皮质激素应以最低有效剂量，且需谨慎；⑤对于关节病变活动且对至少 1 种 SAARDs（如甲氨蝶呤）治疗反应差的患者，可使用肿瘤坏死因子（TNF）抑制药；⑥有活动性附着点炎和（或）指（趾）炎的患者，如果对 NSAIDs 或局部注射激素治疗反应差，可考虑使用 TNF 抑制药；⑦以活动性中轴关节病变为主，且对 NSAIDs 治疗反应差的患者，应考虑使用 TNF 抑制药；⑧对于病情活动度高且未使用过传统 SAARDs 的患者，可考虑首先使用 TNF 抑制药；⑨一种 TNF 抑制药治疗失败的患者，可考虑换用其他 TNF 抑制药；⑩应根据疾病活动度，伴随疾病和安全性等因素调整治疗方案。

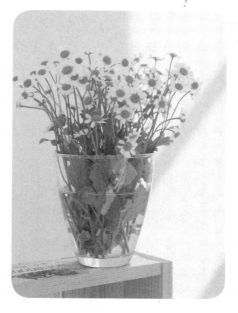

谷大妈：什么叫慢作用抗风湿药？

英萍医生：慢作用抗风湿药（SAARDs）是指对病情有一定控制作用，能抑制滑膜炎的进展，但为起效缓慢的一类抗风湿药。此类药是 1993 年 WHO 将风湿药进行分类时提出的名字，它包括过去所称的改变病情药（DMARDs）、免疫抑制药和细胞毒药。人们发现 SAARDs 的毒副作用并不像过去想象的那么严重，甚至比某些非甾体抗感染药（NSAIDs）还轻，而且 SAARDs 的不良反应几乎都是可逆的，而关节破坏则难以逆转，因此目前

35

主张类风湿关节炎的治疗应早期使用 SAARDs。目前，SAARDs 各类药物相当多，可视患者的具体情况选用一种药物或联合用药。SAARDs 起效较慢，但因具有缓解和阻止关节炎和结缔组织病进展的作用，故又被称为缓解病情抗风湿药，在治疗关节炎时必须尽早应用。风湿病病种不同，选用的 SAARDs 也不同。例如，治疗类风湿关节炎时宜选用甲氨蝶呤（MTX）和（或）来氟米特，治疗强直性脊柱炎则首选柳氮磺吡啶。

谷大妈：慢作用抗风湿药物的主要作用是什么？

英萍医生：对于银屑病性关节炎，除了消炎止痛药外，一般需用慢作用抗风湿药（SAARDs）防止病情恶化及延缓关节结构的破坏。以下为几种常用的 SAARDs：①甲氨蝶呤，对皮损和关节炎均有效，可作为首选药，可口服、肌注或静注。服药期间应定期查血常规和肝功能。②柳氮磺吡啶，对外周关节炎有效，但对皮疹无效。从小剂量逐渐加量有助于减少不良反应，使用方法为每日小剂量（0.75g～1.0g）开始，之后每周增加适宜剂量，如疗效不明显可增至最大量（每日 2.0～3.0g），服药期间应定期查血常规和肝功能。③雷公藤多苷，具有抗炎止痛及免疫抑制双重效应，对皮损和关节炎均有效。常用剂量为每日 3 次，每次 20mg。因雷公藤具有性腺毒性，青壮年患者尤其是绝经期前妇女不宜应用。④环孢素，美国 FDA 已通过将其用于重症银屑病治疗，对银屑病皮损和关节炎均有效。服药期间应监测血常规、血肌酐和血压等。⑤来氟米特，对皮损和关节炎均有效，适用于中、重度病人。常用剂量为每日 20mg。不良反应有脱发、腹泻、皮肤瘙痒等。

谷大妈：听说慢作用抗风湿药副作用挺明显的，应如何避免？

英萍医生：银屑病性关节炎患者在使用慢作用抗风湿药后，部分患者对药物比较敏感，可能会出现骨髓抑制的不良反应，原理是骨髓中的血细胞前体的活性下降。患者具体表现

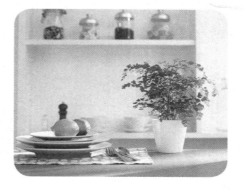

为白细胞减少、血小板减少和贫血等。这种情况对患者身体功能的恢复极为不利。为了避免骨髓抑制的发生，患者在治疗初期需要密切复查血细胞情况，即经常性地检查血常规，待患者病情得到缓解、治疗方案稳定后，可以每3个月复查一次。以最常见的白细胞减少为例，如白细胞只是略低于正常值，可以继续用药并持续观察患者病情，同时可以服用鲨肝醇、维生素B_4等常用的升白药辅助治疗。但是如果白细胞明显减低，已经降到$3 \times 10^9/L$以下，这类患者就应该立即停用慢作用抗风湿药并做相应处理。

谷大妈：如果在服药后再次犯病，关节还是肿痛，那怎么办？

英萍医生：有些银屑病皮疹或银屑病性关节炎病情的确比较顽固，用药后效果不明显，或者有一定效果后病情却又反复发生，这就大大打击了患者治疗的信心，这种情况可选用慢作用抗风湿药物来进行治疗，如甲氨蝶呤、来氟米特、雷公藤和环孢素等。这些药物在治疗关节炎中可归类为免疫抑制药，它们的共同点是起效时间较慢，为1～2个月，在6个月以内疗效才将逐渐呈现出来，作为患者此时不能着急，应坚持服用医

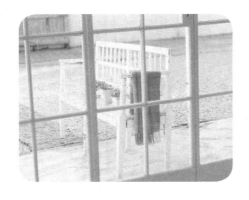

生选定药物。在治疗的同时注意观察病情变化，如持续用药6个月以上仍有关节肿痛等症状，就应调整治疗方案，如果原剂量偏小可以适当加大；如果剂量已用到最大量则可考虑换另一种药物，因为各人对不同药物反应不同；如果原来只用一种药物现在也可改为两种联用，但需注意的是，发生药物不良反应的风险可能会相应地有所增加。

谷大妈：我是一个银屑病性关节炎的患者，但我还有其他疾病，服药时应该注意什么？

英萍医生：心血管疾病患者应谨慎使用NSAIDs；充血性心力衰竭患者应谨慎使用NSAIDs、糖皮质激素、益赛普、阿达木单抗、英夫利西单抗、赛妥珠单抗、戈利木单抗；肥胖患者应谨慎使用甲氨蝶呤；代谢综合征患者应谨慎使用糖皮质激素、甲氨蝶呤；糖尿病患者应谨慎使用糖皮质激素、甲氨蝶呤；克罗恩病患者应谨慎使用NSAIDs；葡萄膜炎患者首选应用糖皮质激素、阿达木单抗、英夫利西单抗；骨质疏松症患者应谨慎使用糖皮质激素；恶性肿瘤患者应谨慎使用益赛普、阿达木单抗、英夫利西单抗、赛妥珠单抗、戈利木单抗；脂肪肝患者应谨慎使用的有NSAIDs、柳氮磺吡啶、甲氨蝶呤、来氟米特；慢性肾病患者应谨慎使用的有NSAIDs、柳氮磺吡啶、甲氨蝶呤；慢性乙型、丙型肝炎均应谨慎使用NSAIDs、甲氨蝶呤、来氟米特。对于单个患者而言，治疗决策取决于其疾病活动度、预后因素、并发症和对治疗方式的接受度。因此，我们建议应随患者病程，重复评价病情并适度调整治疗方案。

谷大妈：我是多个关节发病都挺严重的银屑病性关节炎患者，我该怎么用药？

英萍医生：此类患者应及早应用慢作用药物治疗，如抗疟药、金制剂、柳氮磺吡啶、甲氨蝶呤等。其中氯喹对银屑病性关节炎的疗效较肯定，而且应用过程中引起银屑病皮肤损害加重的反应也不太明显，可以作为选择性用药。每日 0.25～0.5g。其主要的副作用是会引起视网膜病变。因此，在服药期间应定期检查眼底。羟氯喹较氯喹疗效好，副作用小，其剂量为每日 0.2～0.4g。甲氨蝶呤被确定为银屑病性关节炎有效治疗药的时间较长，它可使皮肤和关节病变均得到改善，甲氨蝶呤疗程一般 3～5 个月或更长，口服和肌内注射、静脉滴注疗效相当。金制剂用于治疗银屑病性关节炎已有 30 余年历史。目前多采用口服金制剂瑞得，每次 3mg，每日 2 次。近年来临床试验证明，柳氮磺吡啶对银屑病性关节炎效果确切。每次 0.5～1g，每日 3 次。其副作用有恶心、腹泻及药物过敏等。

3. 免疫抑制药对患者的影响

谷大妈：我看咱们在治疗中免疫抑制药用得挺多的，听说对肝不好，像我这样肝功不好能使用吗？

英萍医生：大多数药物（包括酒类饮品）进入人体后，都会经肝代谢，都可能会造成肝损伤，免疫抑制药也不例外。对于少数患者来说，服用此类药物的确有诱发肝功能损伤的危险。但免疫抑制药有防止病情恶化及延缓关节组织破坏的作用，在银屑病性关节炎的治疗中起着标本兼治的作用，所以它仍是很多患者的选择。为预防其对患者可能造成的伤害，所有患者在刚开始服用免疫抑制药的前3个月内，都需要每月化验肝功能，如有异常，则立即遵医嘱减少药量或停药。之后可以每3个月化验或在自我感觉不适时化验。对于本身肝功能异常的患者，如乙肝病毒携带者，应慎用免疫抑制药；活动性肝炎或转氨酶异常升高3倍以上的患者，则应禁用免疫抑制药。

谷大妈：使用免疫抑制药容易引起感染吗？

英萍医生：顾名思义，免疫抑制药具有抑制免疫的作用，即在一定程度上可以降低人的抵抗力，因此会相应增高感染的风险，但仅凭这点把免疫抑制药视为洪水猛兽就是小题大做了。因为在我们通常所用的剂量下，免疫抑制药中的甲氨蝶呤、来氟米特和雷公藤等药物引起继发感染的风险很小，对患者在治疗中并不能造成统计学上的威胁，而环孢素继发感染的风险则比上述药物略大，至于最终是否能引起感染也要看患者的个人体质及药物用量等多方面因素。免疫抑制药在银屑病性关节炎中因为其标本兼治的作用，所以应用广泛，不能因为它可能有感染的风险就将其全面否定。最好的防护措施是注意观察患者病情变化及监测其各项实验室指标，如有感染征象则减少药物使用剂量，但应知道减少药量必然会降低疗效，同时，生活中要注意防护，避免接触到感染源。

谷大妈：在服用免疫抑制药后，白细胞低于4.0×10^9/L应如何治疗？是使用升白药，还是停用？

英萍医生：免疫抑制药因其能够抑制免疫，所以存在一定的副作用。使用免疫抑制药期间，在实验室检查方面，应经常性地给患者查血常规，观察白细胞总量的变化，用药初期应每隔 3 日查一次白细胞，以后每周查一次。当白细胞总数低于 4×10^9／L 时就应有所警惕，但如果白细胞稳定在这个区间，且患者无任何不良反应，可不予

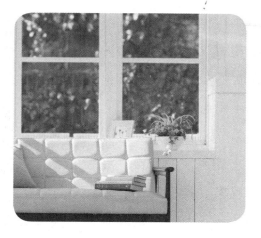

特殊处理。一旦患者白细胞减少到 3×10^9／L 时，就应停止使用，并使用升白细胞的药物，如利血生、维生素 B_6 及维生素 B_4 等，这样可避免发生致命性的粒细胞缺乏症，从而避免患者更大危险的发生。同时仍须监测患者白细胞量的变化，如果出现血白细胞总量的进行性下降，则应停用该种免疫抑制药或减少其剂量，具体措施应由正规医院有经验的医生决定。

谷大妈：服用免疫抑制药后会有哪些副作用，能换药吗？可以针对副作用用药吗？

英萍医生：部分患者在服用免疫抑制药后可能出现一些副作用，这里较为常见的是胃肠道反应，还有一部分患者会出现脱发，也有少部分患者会有浑身乏力的现象。先说说胃肠道反应，其实服用任何药物都可能会出现腹部不适、恶心呕吐等胃肠道方面的反应，希望患者不要过于紧张，如果很轻微，用药一段时间后即会消失，不用特殊处置。如果胃肠反应特别严重，可先将免疫抑制药改为小剂量，等患者适应后再逐渐增加剂量。这里不推荐用其他药物来改善胃肠道症状，以免再出现其他不良反应，因为每种药物都可能会出现不良反应。再说说其他方面，

服用免疫抑制药后，脱发现象较常见，但在药物减量或停药后一般都能重新长出头发，也不用特殊处置。浑身乏力的现象仅出现在少量患者中，不具有普遍性，可由有经验的医生观察后再决定是否换药。

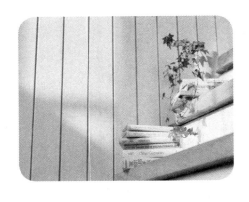

谷大妈：免疫抑制药需要终身使用吗？在什么情况下可以停药？

英萍医生：银屑病性关节炎病程漫长，可持续数十年，甚至可迁延终身，易复发，一般需要终身治疗，但终身治疗并不意味终身只服用同一种药物。在患者病情好转后，可在医生指导下合理减少用药剂量。在病情有所缓解后，可改用不良反应更少的 SAARDs 药物维持，这里有很多药物可供选择。在实验室检查中，如发现患者血沉或 C 反应蛋白升高，一般表明病情仍处活动状态，应继续巩固治疗；但血沉或 C 反应蛋白正常也并不完全代表病情已缓解，还应结合患者的临床症状整体考虑，主要应观察患者关节有无肿胀、有无疼痛，有无皮疹等，综合判断病情活动状态。除此之外，还应化验肝功能或肾功能，主要用于监测药物不良反应，与病情评估无关。

谷大妈：免疫抑制药在停药前需要先减量么？突然停药会有什么问题？

英萍医生：在病情好转后，很多患者都关心免疫抑制药的停药问题，担心突然停药会不会出现病情恶化之类的问题。其实这件事的答案可能比大家想的都要简单，因为免疫抑制药与糖皮质激素不同，突然停药并不会导致病情恶化，但停用较长时间后可能会出现病情的反复。这就需要医生对患者病情做出准确的判定，当病情得到很好控制后，可以适当减少免疫抑制药的剂量。当然，这个减少也必须是逐渐地、有计划地减少，同时注意观察患者的病情有无变化，如关节有无肿胀、有无疼痛，有无皮疹等，或者换用无免疫抑制作用的 SAARDs 维持治疗。总之，停药的过程尽管总体上说难度不大，但为了预防患者的病情反复发生，还是要注意细节，尽量不要突然停药，同时应有意识地观察患者各项主要临床表现的变化。

4. 如何使用生物制剂

谷大妈：对于本病，我得怎样选用生物制剂？

英萍医生：银屑病性关节炎是一种严重类型的银屑病，作为一种免疫异常性疾病，多种免疫相关细胞和免疫分子参与其发病过程，异常的 T 细胞活化、增殖、分化是发病的主要环节。生物制剂特异性地针对疾病的某些环节，在临床应用中已显示了良好的疗效，为本病患者及临床医生带来了希望。目前许多生物制剂正在应用于类风湿关节炎临床中，包括细胞因子抑制药和有关 B 细胞、T 细胞功能的调节剂等。各种生物制剂的功用也不同，如益赛普的主要功用是降低外周血中的炎症介质水平，改善患者的银屑病皮损；修美乐单抗的主要功用是显著改善患者甲损害和指（趾）关节炎，并能抑制关节的影像学进展等。应用生物制剂时，要从患者的依从性和经济承受能力等多方面考虑，尽可能使每个银屑病性关节炎的患者治疗个体化，提高用药的安全性、有效性和减少药物不良反应的发生，以取得最

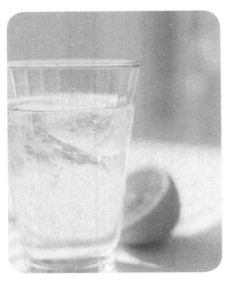

佳疗效。

谷大妈：常用于银屑病性关节炎的生物制剂有哪些，哪些患者才能用生物制剂？

英萍医生：目前研究较多的用于治疗银屑病关节炎的肿瘤坏死因子α（TNF-α）抑制药有依那西普、英夫利西单抗和阿达木单抗。研究结果显示，用肿瘤坏死因子α抑制药可以很好地改善银屑病性关节炎患者的关节症状、关节功能和生存质量，并显著延缓关节放射学方面的进展，同时可缓解银屑病的其他临床症状，如皮肤损害、肌腱端炎和指炎等，且患者的耐受性较好。目前，依那西普、英夫利西单抗和阿达木单抗已被FDA批准用于银屑病关节炎的治疗，同时也是被大部分学者认可的能够真正阻止关节结构破坏的药物。对于患者来说，先要明确诊断，判断病情，才能决定是否需要使用生物制剂。生物制剂常用于患者关节肿痛较重，血沉及C反应蛋白增高，并且常规治疗无效时。使用之前需要排查结核、肝炎病毒感染、细菌感染、肿瘤等，以上情况无阳性时才能考虑使用。但一定要在医生指导下应用。

谷大妈：使用国产和进口的生物制剂，大约分别需要多少钱？两者有什么区别？

英萍医生：治疗银屑病性关节炎的生物制剂中，国产制剂主要有益赛普、强克，进口制剂主要有恩利、类克和修美乐。

不同生物制剂的用法与价格，请参见下表。总体而言，平均每月的费用在 6000 ～ 10 000 元。进口药比国产药略贵一些。两者在疗效方面区别不是很大。

常用生物制剂的剂量与用法

药物	起效时间	常用剂量与用法	价格
益赛普（TNF 受体融合蛋白），国产	2 天～ 3 个月	50mg，每周 1 次或分为 2 次，皮下注射	816 元 /25mg
强克（TNF 受体融合蛋白），国产	2 天～ 3 个月	50mg，每周 1 次或分为 2 次，皮下注射	816 元 /25mg
恩利（TNF 受体融合蛋白），进口	2 天～ 3 个月	50mg，每周 1 次或分为 2 次，皮下注射	2380 元 /25mg
类克（抗 TNF 单抗），进口	2 天～ 4 个月	3 ～ 5mg/kg 体重，缓慢静脉滴注，前 3 次分别间隔 2、4 周，之后间隔 8 周 1 次	6630 元 /100mg
修美乐（抗 TNF 单抗），进口	2 天～ 3 个月	40mg，每 2 周皮下注射 1 次	7900 元 /40mg

谷大妈：使用生物制剂必须要到大医院注射，还是可以买回来去社区医院注射？或者自己注射？

英萍医生：在银屑病性关节炎的所有患者中，有不少人因为常规治疗无效而需使用生物制剂，而本病属慢性病，病程往往较长，患者的治疗也必然是个长期的过程。因此，这部分患

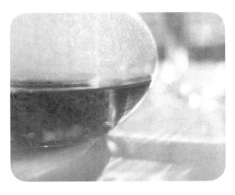

者都很关心生物制剂的注射问题，如果能在社区医院注射，甚至是在家注射，就会省去很多时间和麻烦。但是各种生物制剂，因品种不同，药物性质不同，注射方法也存在差异，不能一概而论。所有生物制剂中，类克比较特殊，必须按体重计算注射总量，而且要求缓慢静脉滴注，注射的间隔时间也较为严格，前3次分别间隔2、4周，之后间隔8周1次。因此必须在大医院进行静脉滴注。其他几种药物，如益赛普、强克、恩利和修美乐，均为皮下注射，只要在社区医院即可注射，不需要到大医院注射。因为药物已预充在针管里，患者甚至可以自己皮下注射修美乐、恩利。但是一般来讲，考虑到患者个人的操作手法问题及存在感染的风险，不主张患者自己注射。

谷大妈：用了生物制药，是否还要用免疫抑制药和叶酸等？

英萍医生：对于银屑病性关节炎的患者，在应用生物制剂时，一般还要联合应用甲氨蝶呤，因为一方面可以增强疗效，另一方面在停用生物制剂时，继续服用甲氨蝶呤，可减少病情的复发。甲氨蝶呤与体内叶酸的作用正好相反，它可以抑制肿瘤细胞与免疫炎症细胞的生长与繁殖。这就是它为何既可以治疗肿瘤也可以治疗免疫性疾病。甲氨蝶呤如果每周只用小剂量的话，很少会产生严重的副作用。其常见的副作用有：口腔溃疡或口炎、胃部不适、恶心、食欲减退，以及肝转氨酶升高（肝功能损害），偶尔出现骨髓抑制（血白细胞和血小板减少）、脱发、肺纤维

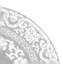

化等。在每周服用甲氨蝶呤的第 2 日或第 3 日服用 1 片（5mg）叶酸，可以明显减少甲氨蝶呤诱发的口腔溃疡、肝转氨酶升高、胃肠不适等不良反应，且不降低甲氨蝶呤的疗效。但任何事情都是物极必反，如果每日服用叶酸将不仅拮抗甲氨蝶呤的作用，还减少甲氨蝶呤的吸收、降低其血药浓度，降低疗效。在门诊我也经常发现一些患者，因为每天服用叶酸 1～2 片（5～10mg）而降低了甲氨蝶呤的疗效，导致病情一直得不到有效控制。

谷大妈：现在生物制剂最主要的副作用是什么？发生率有多高？会增加患者感染的风险吗？

英萍医生：现在的生物制剂种类繁多，不良反应也各有不同，还是希望广大患者们在使用前有一个预知。比如，益赛普、强克需皮下注射，最主要的不良反应是注射部位发红、瘙痒，皮疹和上感等。其中注射部位反应（局部疼痛和发红）是最常见的，发生率大于 16%，多于甲氨蝶呤，而对肝功能损害的影响明显小于甲氨蝶呤。类克是静脉滴注类制剂，在滴注过程中，就可能会发生输液反应，如发热、关节疼痛、荨麻疹、静脉炎甚至是休克，这些反应可通过减慢滴速，降低其发生率，可降至 1% 以下，因此静脉滴注类克，必须要加强监护，在有经验的医院内完成。需要注意的是，所有生物制剂均可能增加感染的发生率（1%～2%），例如肺炎、乙肝复发、结核病复发。因此，体质特别虚弱的患者或合并感染的患者，不宜应用生物制剂。乙肝病毒携带者或结

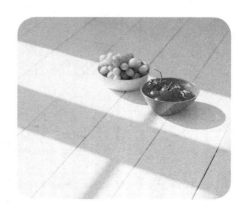

核病隐性感染者，在应用生物制剂时，需要特别慎重。生物制剂副作用主要是抵抗力下降，容易感染，如结核、肿瘤、肝炎等，所以用生物制剂之前需要排除这些疾病。

谷大妈：我听说生物制剂会增加得癌症的风险，这是真的吗？

英萍医生：在患者中我确实听到很多"使用生物制剂会增加得癌症风险"的说法，这个说法使很多患者边治疗关节炎边担心自己会得癌症，忧心忡忡的。其实这种担心是由于对生物制剂的不了解，现在我给大家介绍下生物制剂与致癌风险之间的关系。目前已经上市的治疗银屑病性关节炎的生物制剂，主要是阻断肿瘤坏死因子（TNF）发挥作用的，因此有人担心应用这些药物会增加肿瘤的发生，医生和科学家也非常关注这方面的安全性，但至今为止这类生物制剂已在临床上应用了20多年，并没有发现应用这类药物的患者淋巴瘤、血液系统肿瘤、实质器官肿瘤的发生率高于未应用这类生物制剂的患者。简单地说，现有证据证明生物制剂不增加罹患癌症的风险。不过已有肿瘤的患者或曾有肿瘤的患者，我们一般不推荐使用生物制剂。当然，我们还是主张患者要定期复查就诊，以及时发现病情变化。

谷大妈：本病控制到什么程度，可以停用生物制剂？是不是之后只用口服药就可以控制了？

英萍医生：患者们普遍认为使用生物制剂很麻烦，因为要长期去医院接受注射，给生活带来了很多不便。因此大家也格外关心停药的

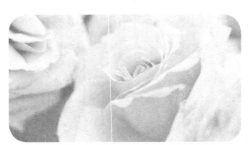

问题。其实，关于生物制剂的停药，目前尚缺乏明确且可靠的标准。一般来说，我们建议在银屑病性关节炎的病情得到缓解后，可以适当减少生物制剂的用量，同时联合应用免疫抑制药巩固治疗，如增高甲氨蝶呤的剂量，或者联合应用其他免疫抑制药。病情稳定后维持一段时间，可以停用生物制

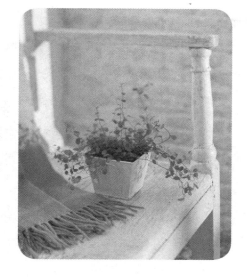

药，但还是要使用口服药控制病情。如果突然停用生物制剂，又没有口服免疫抑制药，则病情复发的可能性非常大。病情持续缓解达 1 年以上，可以停用生物制剂，单纯口服免疫抑制药维持治疗。同时要定期复查，监测病情进展。

5. 甲氨蝶呤对患者的影响

谷大妈：我听说甲氨蝶呤是治疗银屑病性关节炎的常用药，但副作用不小，吴医生能介绍一下吗？

英萍医生：甲氨蝶呤在本病的药物分类中，属慢作用抗风湿药，被确定为银屑病性关节炎的有效治疗药已近 40 年，是老牌药物，也得到了很多患者的认可。它的功用在于可使皮肤和关节病变均得到改善。治疗 2～8 周后，患者疗效可达 42%～90%。其用法有下列两种：①甲氨蝶呤每周 1 次，初次剂量 5mg，每周以 2.5mg 递增，直至每周服 15～25mg。待病情好转后逐渐递减至最小有效量维持。②甲氨蝶呤 10mg 肌内注

射或静脉滴注，每周1次，若病情较重，又无不良反应者，可逐渐增加剂量至每周20～25mg，待病情控制后再逐渐减量至每周5～10mg维持。甲氨蝶呤疗程一般为3～5个月或更长，口服和肌内注射、静脉滴注疗效相当。甲氨蝶呤的副作用为肝毒性、白细胞减少、恶心、呕吐、致畸、导致流产或口腔炎。因此肝病患者不宜应用。在治疗期间，应定期做有关检查，并应戒烟、忌酗酒。

谷大妈：甲氨蝶呤的疗效有哪些？怎样预防副作用？哪些患者不能用？

英萍医生：甲氨蝶呤是目前治疗银屑病性关节炎中应用最为广泛的慢作用抗风湿药，主要作用在于缓解患者关节肿胀和疼痛，使急性炎症指标下降。然而，临床实践表明，患者对于此药的耐受性较差，曾在临床试验活动中，较多患者选择中途退出。另外，大量的病例对照研究表明，甲氨蝶呤对防止银屑病性关节炎的进展并无效果。虽然如此，大剂量甲氨蝶呤在临床实践中还是有一定疗效的。其优点在于起效快（8周），使用方便（每周1次）。副作用虽然较多，但多为一过性。为降低其副作用的发生率，常与叶酸同服，并可抑制贫血。基于副作用的预防，近来有学者建议甲氨蝶呤应禁用于高度免疫抑制状态的患者，以及嗜酒、肥胖及肝功能不全者，并认为在给予甲氨蝶呤前应进行包括肝肾功能、早孕反应、全血细胞计数等在内的一系列检查。当累积用量达到1.5g时，应复查以上指标，以后每累积用1.5g甲氨蝶呤时都要复查，以免发生肝纤维化。

谷大妈：我看甲氨蝶呤的说明书，这种药同时还用于治疗癌症，会不会副作用特别大？

英萍医生：甲氨蝶呤用于银屑病性关节炎治疗时，通常用量为每周 10 ～ 15mg（即 4 ～ 6 片），与肿瘤治疗的剂量相差很大。对于药物可能产生的副作用，大多数患者只要合理监控，就不用过于担心。

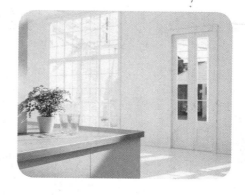

首先，转氨酶轻度升高不影响治疗。如果银屑病性关节炎患者本身没有肝脏问题，可以在使用免疫抑制药 2 周后复查谷丙转氨酶和谷草转氨酶；之后 1 个月再次复查，以评估是否适合使用这种药物。如果银屑病性关节炎患者患有基础肝病（如病毒性肝炎），甲氨蝶呤对肝的副作用就会比较明显。合并有乙肝的患者，抗风湿病药物会导致体内的乙肝病毒复制，这时候需要适当使用一些抗乙肝病毒的药物。其次，胃肠道不适等副作用通常不影响治疗。实际上大部分患者的胃肠道反应不是很明显，多为轻度恶心、腹痛、腹胀、消化不良、厌食等，而且经过护胃对症治疗后多能好转，常用的 SAARDs 还算不上严格意义上的免疫抑制药，对全身的免疫力影响并不大，不会明显增加结核、肺炎等感染类疾病的发病风险。

谷大妈：听说甲氨蝶呤和来氟米特都是治疗银屑病性关节炎效果不错的药物，如果两种药物一起用，效果会不会更好？

英萍医生：目前临床上对银屑病性关节炎的治疗仍以非甾体类抗炎药和慢作用抗风湿药为主，其中慢作用抗风湿药以甲氨蝶呤、来氟米特单用或联用最为广泛。虽然甲氨蝶呤、来氟米特可有效控制本病的皮肤和关节症状，但仍有部分患者因不

能耐受或疗效不佳而无法使用这类药物。研究发现，减少药量后来氟米特联合甲氨蝶呤治疗本病可获得与甲氨蝶呤单独治疗同样的疗效。在关节症状改善方面，联合治疗可以达到与单独使用甲氨蝶呤或来氟米特同样的效果。研究表明，药物相关不良反应发生率为 33.0％～38.9％，联合治疗后的不良反应发生率并未增加，可能与相应的药量减小有关。最常见的不良反应有胃肠道不适、肝功能异常，其次为血液系统异常、乏力等。多数不良反应无须停药，对症治疗后即恢复正常。联合治疗并未发现严重肝功能异常者，提示联合治疗未加重本病患者的肝脏毒性。值得注意的是，与单用来氟米特相比，减量后联合治疗组的费用减少了近 50％，更适合我国国情。

6. 银屑病性关节炎的激素治疗

谷大妈：银屑病性关节炎怎么使用激素治疗？激素的副作用能消除吗？

英萍医生：很多患者在治疗本病的过程中，可能是"谈激素色变"，对激素有着天然的排斥。其实，对某些病情较急、特别是曾经用过激素，在激素减量或停药后又出现复发的患者，还是应及早应用激素控制病情，避免出现关节不可逆性损害。

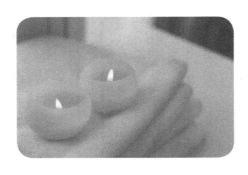

比如，使用泼尼松等肾上腺皮质激素，对银屑病性关节炎有明显疗效，尤其用于病情活动期，伴有关节红肿、发热、血沉增快，而一般治疗不能控制症状的患者。但由于在减药过

程中病情可反复，长期应用副作用较大，而且有些患者在停用激素后银屑病皮损可加重，甚至形成红皮病。因此，选用激素治疗要慎重，一般不宜轻易应用。如果早期仅1～2个关节受累，可用醋酸曲安奈德、利美达松、得宝松等关节腔内注射。激素治疗关节型银屑病同样面临减药困难的局面，故在应用激素时，应同时服用其

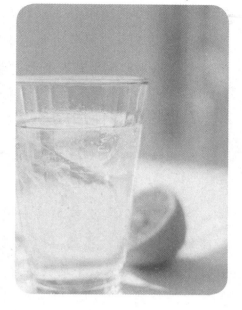

他治疗关节炎的药物，如甲氨蝶呤、来氟米特、雷公藤多苷、柳氮磺吡啶等。当病情控制、免疫抑制药显效时，可激素减量。

谷大妈：听说泼尼松是治疗本病的一种效果不错的激素，请介绍下这种药物好吗？

英萍医生：泼尼松，属糖皮质激素类药。对于治疗银屑病性关节炎使用含有糖皮质激素的药物，虽然使用后起效快、效果明显，但是大多数情况下会在停药后病情发作，甚至有加重的趋势。泼尼松主要用于各种急性严重细菌感染，严重过敏性疾病，结缔组织病，如红斑狼疮、结节性动脉周围炎等；风湿病、类风湿关节炎、肾病综合征、严重支气管哮喘、血小板减少性紫癜、粒细胞减少症、急性淋巴性白血病、各种肾上腺皮质功能不全症、剥脱性皮炎、天疱疮、神经性皮炎、湿疹等。泼尼松虽然具有抗炎及抗过敏作用，能抑制结缔组织的增生，降低毛细血管壁和细胞膜的通透性，减少炎性渗出，缓解炎症反应，

53

配合冰癣具有抗病毒和免疫抑制及抗休克作用，但长期使用泼尼松会给银屑病性关节炎患者身体造成其他的副作用，因此使用时必须注意控制用药时长和总量。

7.西医的具体治疗方法

谷大妈：我这个病，除了打针吃药还有没有其他的治疗方法？

英萍医生：其实就本病来说，口服及注射用药疗法肯定是整体治疗的基础。当然，如果能够结合其他治疗方法的话可能会收到更好的效果。下面我给您介绍几种药物之外的治疗方法：①光化学疗法，这种方法要提前口服甲氧沙林，也叫8-甲氧补骨脂素，2小时后接受长波紫外线照射，此疗法对银屑病皮肤损伤疗效较好，近年来有报道说关节炎的症状也能相应的减轻，是一种效果较为可靠的治疗方法。②物理疗法，包括紫外线照射法、短波电疗法、超声疗法、全身矿泉热水浸浴法、全身蒸气浴法。这些方法在实施时都要注意操作的安全性，起码要保证不能被晒伤、电击伤及热气烫伤等。③麻醉疗法，对于疼痛感明显甚至是难以忍受的患者，为了缓解症状可以选用麻醉疗法，具体操作其实就是外科麻醉法，局部给予药物注射，包括星状神经节阻滞法、指关节滑膜注药疗法、骶髂关节滑膜注药疗法及膝关节滑膜注药疗法。此外，对于久病患者，可给予适度心理治疗。如果关节受损严重，影响患者正常生活，就需要为患者实施外科关节成形术等手术了。

谷大妈：请您具体介绍下关于本病的物理疗法好吗？

英萍医生：本病的物理疗法有很多，包括紫外线照射法、短波电疗法、超声疗法、全身矿泉热水浸浴法、全身蒸气浴法等。这里我重点介绍以下几种常用疗法：①紫外线治疗，主要为 B 波紫外线治疗，可以单独应用，也可以在服用光敏感药物或外涂焦油类制剂后照

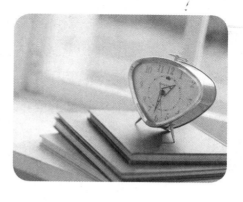

射 B 波紫外线，再加水疗，这实际上是三联疗法；②长波紫外线照射（PUVA）治疗，即光化学疗法，包括口服光敏感药物（通常为 8-甲氧补骨脂，8-MOP），再进行 PUVA。服用 8-MOP 期间注意避免日光照射引起光感性皮炎。但目前并不确定，长期使用 PUVA 是否可能增加发生皮肤鳞癌的机会；③水浴治疗，包括温泉浴、糠浴、中药浴、死海盐泥浸浴治疗等，这些疗法有助于湿润皮肤、祛除鳞屑和缓解干燥与瘙痒症状。需要强调的是，这些方法在实施时都要注意操作的安全性。

谷大妈：请介绍下本病的外用药和局部治疗方法好吗？

英萍医生：外用药主要针对的是本病的皮肤损伤，应用也比较广泛。常用药物有：5%硫黄、5%～10%水杨酸、2%～10%煤焦油、0.1%～1%蒽林、0.05%氮芥、10%～15%喜树碱、2%～5%驱虫豆素、0.025%～0.1%维生素 A 酸等，配成软膏、溶液或酊剂，在医生指导下，涂抹在皮肤上使用。因为本病影响患者生理功能的关键部位在关节，因此局部治疗的部位也集中在关节。关节的局部治疗包括两种方法：①关节腔内、腔上囊内或腱鞘内用长效皮质类固醇激素注射治疗。此法有一定疗效，但反复注射容易引起感染。②手术治疗。对部分已出现关

节畸形和功能障碍的患者，可采用关节成形术，以恢复关节功能。目前髋、膝修复术已获成功。但在外科手术后关节僵硬仍是个尚未解决的问题，在银屑病性关节炎中此问题尤为突出。

谷大妈：在采用西医治疗本病时，能同时用中医方法吗？

英萍医生：可以的，可以配合中医的针灸推拿等治疗方法，中医推拿的作用是疏通经络，行气活血，滑利关节，增强人体血液循环，提高人体抗病能力。

8. 银屑病性关节炎的对症治疗

谷大妈：我已查出患有银屑病性关节炎，两个膝盖蹲不下，腰部酸胀，头皮、耳朵内、肚脐等有皮疹，该怎么办？

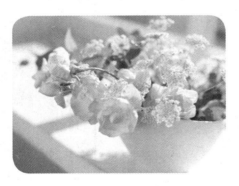

英萍医生：关节病型银屑病的关节症状往往随皮损的好转而得到缓解，所以对于关节症状先针对治疗，待银屑病病情稳定、病势减轻后，根据关节症状的缓解情况再采取相应的措施。在选择有效药物改善关节症状的同时，还应注意某些药物会使银屑病的病势加重。另外在饮食中一定要注意远离那些辛辣刺激性较强的食物，远离烟酒，以免因为这些食物对于患者的身体造成刺激，从而影响病情康复。同时为了能治好银屑病，建议患者消除病因，根据自身的病症和体质合理配伍中药进行针对性治疗。另外，要放松身心，养成健康的生活习惯，精神紧张是部分患者诱发皮疹加重的因素，对这部分患者应善于调理自己，缓解精神压力。

谷大妈：我现在关节疼痛很明显，应怎样缓解呢？

英萍医生：对于此类患者可以选用非甾体类抗炎药，如芬必得、扶他林等。但是，这类药物只能缓解症状，并不能控制疾病的发展。为防止病情恶化及延缓关节组织的破坏，可以针对性地选择慢作用抗风湿药。这类药物包括甲氨蝶呤、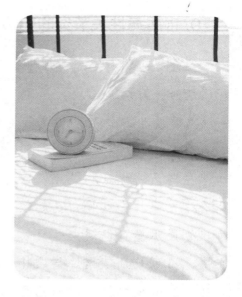环孢素、柳氮磺吡啶、来氟米特及金制剂等。如单用一种慢作用抗风湿药无效时也可联合用药，以甲氨蝶呤作为联合治疗的基本药物，如甲氨蝶呤加柳氮磺吡啶。但这些都必须在专科医师的指导下进行，而不能随便乱用，因为这些药物具有一定的不良反应，不规律乱用药物不但不能缓解病情，反而会加重病情，甚至出现严重并发症造成死亡。

谷大妈：我现在已经有皮肤溃烂，该怎么办？

英萍医生：保持皮肤清洁，每日更换内衣被服，以减少感染机会，瘙痒或鳞屑较多时，嘱患者不要用手或硬物搔抓，按医嘱给予软膏外擦。有脓疱及皮肤化脓感染时，及时应用0.1%雷夫奴尔溶液冷湿敷，并教会患者分次、分片外涂，注意观察用药后皮肤不良反应，防止反复多次大量涂药，以免发生皮肤不良反应。

9. 银屑病性关节炎的中西医治疗比较

谷大妈：治疗本病是中医好还是西医好？

英萍医生：银屑病性关节炎的治疗，不管中医还是西医，均存在自己的优点和缺点。西医治疗方面，优点是西药起效快，效果明显，但缺点是复发亦快、不可长期使用、毒副作用强、经济成本高；中医治疗

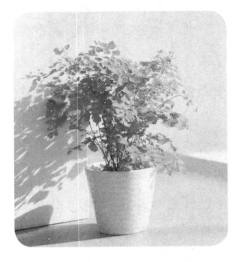

的缺点是起效慢，但优点是能缓解症状、适合长期使用、毒副作用小、经济成本低、延长复发时间。因此，中西医结合治疗可以达到优势互补的目的，优于单纯中医或西医治疗。正确合理的中西医结合治疗银屑病性关节炎，可以有效控制疾病的病情，延缓疾病的发展。在治疗中，如果加用了有明确药理作用的单味中药，理化指标就会有较为明显的改善。如牡丹皮能抗血管炎，阿胶能升高红细胞、血红蛋白，泽泻能降脂，败酱草有利于转氨酶的下降等。在辨证论治基础上加用这类中药就能明显增加疗效。银屑病性关节炎最主要的症状就是关节痛，秦艽对关节肿痛、低热有较好的疗效；青风藤是祛风通络药，对关节炎有显著的消炎镇痛作用，临床上治疗各种关节痛都有较好的疗效。银屑病性关节炎也是一种免疫异常的疾病，在临床用药时，可适当加入具有调节和抑制免疫功能的中药。如生地黄就具有双相调节免疫功能的作用，因此临床对免疫病

的治疗，尤其是阴虚内热型，其是最常用的中药；北沙参为养阴生津药，有明显的免疫抑制活性，可与生地黄同用，来治疗阴虚内热型免疫病；长期使用糖皮质激素者会伤阴耗液，女贞子、墨旱莲、沙参、麦冬等滋阴药物可以较好地拮抗激素的副作用。因此，中医中药往往能够很好地控制银屑病性关节炎的发展。

第二讲　银屑病性关节炎的中医治疗

1. 银屑病性关节炎的不同证型及表现

谷大妈：本病中医治疗是不是需要辨证啊？不同的证型分别都有什么症状啊？

英萍医生：中医讲究整体观念，辨证论治，银屑病性关节炎分为以下5个证型。

（1）风寒阻络证：皮损红斑不显，鳞屑白而厚，关节疼痛游走不定，遇寒加重，得温缓解，舌淡，苔薄白，脉弦紧。

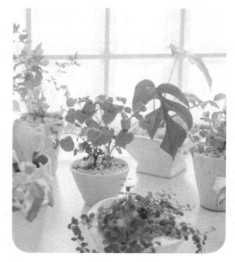

（2）风热血燥证：皮损色红，瘙痒，鳞屑厚，且有新皮损涌现，伴低热，关节红肿热痛，遇热加重，大便干，小便黄，舌红，苔黄，脉弦细数。

（3）湿热蕴结证：皮损色红，表皮湿烂或起脓疱，低热，

关节红肿热痛，下肢酸胀沉重，神疲纳呆，舌暗，苔黄腻，脉滑数。

（4）热毒炽盛证：皮损鲜红或暗红，或表皮剥脱，有密集小脓点，高热，口干喜冷饮，关节红肿热痛剧烈，屈伸受限，大便干结，小便黄。舌红绛，苔少，脉洪大而数。

（5）肝肾亏虚证：皮损淡红，融合成片，鳞屑不厚，关节疼痛强直变形，腰膝酸软，头晕耳鸣，舌暗淡，苔薄白，脉沉缓。

2. 银屑病性关节炎不同证型的治法

谷大妈：针对不同的证型，中医都有哪些治法？

英萍医生：下面我介绍几种常见证型的具体治法。

（1）风寒阻络

主症：多见于儿童或初发病例。皮损红斑不显，鳞屑色白而厚，皮损多散见于头皮或四肢，冬季易加重或复发，夏季多减轻或消退，关节疼痛游走不定，遇风冷则加重，得热则舒，舌质淡红，舌苔薄白，脉弦紧。

治法：祛风散寒，活血通络。

（2）风热血燥

主症：皮损遍及躯干四肢，且不断有新的皮损出现。皮损基底部皮色鲜红，鳞屑增厚，瘙痒，夏季加重，常有低热，关节红肿发热，疼痛较为固定，得热痛增，大便干结，小便黄赤，舌质红，舌苔黄，脉弦细而数。

治法：散风清热，凉血润燥。

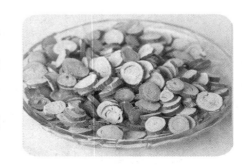

（3）湿热蕴结

主症：皮损多发于掌关节屈侧和皮肤皱褶处，皮损发红，表皮湿烂或起脓疱，低热，关节红肿，灼热疼痛，下肢浮肿或有关节积液，阴雨天症状加

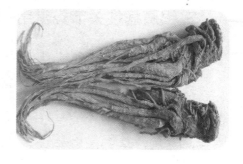

重，神疲乏力，食欲不振，下肢酸胀沉重，舌质暗红，舌苔黄腻，脉滑数。

治法：清热利湿，祛风活血。

（4）热毒炽盛

主症：全身皮肤鲜红或呈暗红色，或有表皮剥脱，或有密集小脓点，皮肤发热，体温增高或有高热，口渴喜冷饮，便干，尿黄赤，四肢大小关节疼痛剧烈，不敢屈伸，舌质红绛，舌苔少，脉象洪大而数。

治法：清热解毒，凉血活血。

（5）肝肾亏虚

主症：病程长年迁延不愈，皮损红斑色淡，大多融合成片，鳞屑不厚，关节疼痛、强直变形，腰酸肢软，头晕耳鸣，舌质暗红，舌苔白，脉象沉缓，两尺脉弱，男子多有遗精、阳痿，妇女月经量少色淡或经期错后。

治法：补益肝肾，祛风活血。

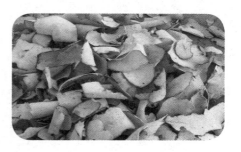

3. 银屑病性关节炎常用的中药方剂

谷大妈：治疗银屑病性关节炎常用的中药方剂有哪些？

英萍医生：临床上银屑病性关节炎病因病机复杂多变，常用的经验方：熟地黄，当归，白芍，川芎，桃仁，红花，独活，羌活，防风，秦艽，肉桂，寄生，牛膝，茯苓，黄芪，山茱萸。经过多年的临床和经验总结，取得了很好的疗效，其组方主要为桃红四物汤合独活寄生汤加减，并依据患者不同的病因病机及其临床症状的不同而进行加减。

谷大妈：疾病类型不一样，得怎样调整用药？

英萍医生：以风寒湿邪为主的患者以祛邪为主、补益为辅，重用祛风散寒化湿、活血通络的药物。以风邪为主者可重用羌活、独活、防风；以寒邪为主者可重用肉桂，另可以加用补阳温里的药物如补骨脂、巴戟、淫羊藿、干姜、吴茱萸等；以湿邪为主者可重用茯苓，还可以加用萆薢、薏苡仁、苍术、防己、

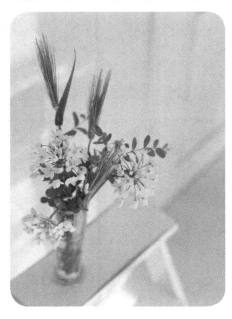

车前子、泽泻等。偏于风热者可加用金银花、连翘、桑枝、薄荷、黄芩等；偏于血热者可加用生地黄、牡丹皮、紫草、黄连、黄芩、生石膏、大青叶、知母等；偏于血虚者可重用熟地黄、当归、白芍，另可以加用玄参、龙眼肉、党参、阿胶等；偏于血燥者可加用丹参、何首乌、天冬、麦冬等；瘙痒较甚

者,加白芷、地龙等;脱屑多者,
可以加用徐长卿;鳞屑较厚者,
加紫草、莪术、黄芩、大青叶、
侧柏叶;另有病程日久,关节
严重变形、屈伸不利的患者可
加用忍冬藤、青风藤、海风藤、
桑枝等,以起到通经活络、滑

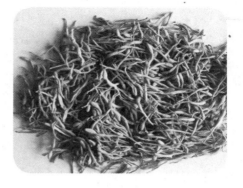

利关节的作用,并重用补益肝肾的药物,还可以加用桑寄生、
杜仲、骨碎补、巴戟天、淫羊藿、续断、菟丝子等,因为患者
本为肝肾不足的体质,加之日久正气更不足以祛邪外出,扶正
气才能更好地祛邪。

根据患者症状的不同加用的药物:上肢疼痛明显者,加白芷、
姜黄、桑枝、苍耳子、桂枝等;下肢疼痛明显者重用独活、牛膝、
仙茅、五加皮、续断等;肩颈部疼痛者,加葛根、木瓜、桂枝等;
腰背疼痛者,加杜仲、五加皮、巴戟天、桑寄生、狗脊、续断、
千年健等;筋脉拘挛、屈伸不利者,加秦艽、木瓜、伸筋草等。

谷大妈:听说地榆槐花汤可以改善银屑病性关节炎症状,
能介绍一下吗?

英萍医生:中药自拟地榆槐花汤加减联合甲氨蝶呤治疗银
屑病性关节炎能明显改善关节症状,减轻皮损,具有良好的临
床疗效,且不良反应较小。

谷大妈:为什么地榆槐花汤有这样的治疗效果?

英萍医生:银屑病性关节炎属于中医学"痹证"范畴,湿
热闭阻经络肌肤为其主要病机。本病发生不外内因和外因之分,
情志失调而致气机壅滞,郁久化火或素体脾胃虚弱,湿浊内聚,

63

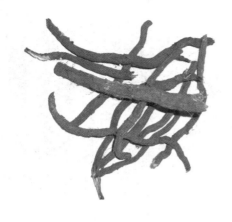

郁久化热，此内因也；过食肥甘厚味损伤脾胃或外感风热毒邪，此外因也；内外合邪，湿热相搏，蕴于肌肤，流注关节而发病，火毒交蒸，燔灼营血亦可发为血热之证。因此，清热祛湿、凉血解毒为治疗银屑病性关节炎常用之法。地榆槐花汤由生槐花 30g，生地榆 15g，防己 10g，土茯苓 15g，当归 10g，大青叶 10g，半枝莲 10g，白术 15g，秦艽 10g，甘草 10g 组成。其中生槐花、生地榆、大青叶清热凉血，解毒消斑；土茯苓解毒除湿，通利关节；秦艽、防己清湿热，除风湿，止痹痛；半枝莲清热解毒，利湿消肿；当归养血和营，白术健脾燥湿，固护正气。综观全方，以清热祛湿、凉血解毒为主，养血和营、健脾燥湿为辅，使祛邪而不伤正，扶正而不留邪，从而能明显提高银屑病性关节炎患者的临床疗效，减轻甲氨蝶呤引起的毒副作用，值得临床推广应用。

4. 治疗银屑病性关节炎的中成药

谷大妈：很多人都觉得吃汤药比较费劲而且麻烦，有没有疗效比较好的中成药治疗银屑病性关节炎？

英萍医生：有一些中成药疗效不错，例如雷公藤多苷片、血府逐瘀丸、昆明山海棠片、银屑灵冲剂、火把花根片、复方青黛丸等，治疗银屑病性关节炎效果都不错。

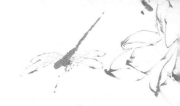

5. 银屑病性关节炎不同证型的常用方剂

谷大妈：不同证型的主治药方都有什么？

英萍医生：针对不同证型，对应的方药也不同。

（1）风寒阻络：黄芪桂枝五物汤合身痛逐瘀汤。

（2）风热血燥：消风散合解毒养阴汤。

（3）湿热蕴结：四妙散合身痛逐瘀汤。

（4）热毒炽盛：解毒清营汤。

（5）肝肾亏虚：大补元煎合身痛逐瘀汤。

6. 治疗银屑病性关节炎的常用药方组成

谷大妈：能详细介绍一下治疗银屑病性关节炎常用药方的组成吗？

英萍医生：下面我介绍几种常用药方的组成。

（1）方药：黄芪桂枝五物汤合身痛逐瘀汤加减。

生黄芪 20g，桂枝 12g，秦艽 15g，羌活 15g，当归 15g，桃仁 10g，红花 10g，乳香 10g，乌梢蛇 15g，川牛膝 20g，地肤子 12g，炙甘草 6g。

（2）方药：消风散合解毒养阴汤加减。

金银花 20g，蒲公英 20g，生地黄 30g，牡丹皮 20g，赤芍 20g，丹参 20g，蝉蜕 10g，石斛 15g，苦参 12g，知母 15g，生石膏 30g，地肤子 20g。

（3）方药：四妙散合身痛逐瘀汤加减。

苍术 10g，黄柏 12g，生薏仁 20g，秦艽 15g，羌活 15g，白鲜皮 20g，苦参 12g，土茯苓 30g，猪苓 15g，桃仁 10g，红花

10g，乳香 10g，川牛膝 20g。

（4）方药：解毒清营汤加减。

金银花 30g，连翘 20g，蒲公英 20g，板蓝根 20g，生地黄 20g，牡丹皮 20g，知母 15g，生石膏 60g，石斛 15g，赤芍 20g，丹参 20g，水牛角粉 30g，玳瑁粉（冲服）5g。

（5）方药：大补元煎合身痛逐瘀汤加减。

生地黄 20g，熟地黄 20g，当归 15g，杜仲 12g，山茱萸 12g，枸杞子 15g，秦艽 15g，桃仁 10g，红花 10g，制乳香 10g，羌活 12g，川芎 12g。

7. 银屑病性关节炎急性期与迁延期的区别

谷大妈：银屑病性关节炎患者的急性期和慢性期在治疗上有什么区别？

英萍医生：本病发作分为急性期和慢性期，慢性期在临床上称之为迁延期，内服药物视急性期与迁延期表现不同而定。急性活动期，皮肤奇痒、关节肿痛，伴有发热、烦躁等全身症状者，可用龙胆泻肝汤清热利湿；若急性期见痰热上扰、烦躁不宁，头目眩晕等，可用镇肝熄风汤清热、化痰、降逆。烦躁、瘙痒、关节肿痛，则视为已转入迁延期，可用地黄饮子汤加穿山甲、鸡血藤、忍冬藤等养血和营、通络除痹。此期需鼓励患者坚持服药，持续 1～2 年，以提高机体的抗病能力，

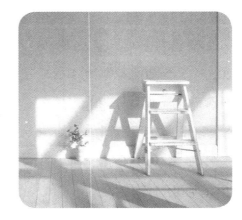

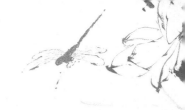

恢复阴阳气血的平衡。

8. 银屑病性关节炎的外治法

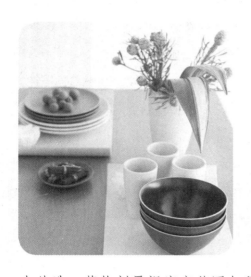

谷大妈：如果想增强疗效，该怎样配合使用外治法？

英萍医生：本病的外治法有很多，例如本病急性活动期可用清热除湿、祛风解毒的中药煎水外洗，以清除局部毒素，促进局部血液循环，调节局部防御功能，可用苦参、苍术、黄柏、大黄、桑皮、艾叶等煎水外洗，药物剂量视病变范围与程度而定。每日可洗 3～5 次，每次洗泡 15～30 分钟。洗后轻轻擦干，不要用肥皂及其他去污剂清洗，以保持药物在局部起作用。一般连续洗浴一周或稍长一些时间，皮肤及关节症状能缓解或明显减轻，则可改用当归、丹参、红花、土茯苓、冰片、樟脑等煎水外洗，每日洗 1～3 次，每次洗 15～30 分钟，洗后可涂一些中药膏剂，以达活血化瘀、祛腐生新之目的。后者需连续应用 1～2 年，且此期间避免任何刺激性药物或其他物质（如酸、碱之类）对皮肤的刺激。

9. 银屑病性关节炎的综合治疗

谷大妈：能介绍一些中医治疗银屑病性关节炎的其他方法吗？

英萍医生：临床上我们经常采用以下方法。

（1）单验方：据赵炳南老师经验用楮桃叶或侧柏叶适量煮水泡浴，对皮损治疗有卓效。

（2）针灸疗法

体针：取穴足三里、风池、合谷、外关、尺泽、阳溪、大椎、肾俞、腰阳关、居髎、悬钟、阳陵泉、血海、三阴交、申脉、照海等，每次 5～6 穴，采用平补平泻手法，留针 20～30 分钟。

三棱针：适用于本病热毒炽盛证。用三棱针挑刺耳垂或耳轮，放出少量血液，每天或隔天 1 次。

（3）熏洗疗法：祛风活血洗药（山东中医学院附院处方：蛇床子、地肤子、苦参、黄柏、透骨草各 15g，大黄、白鲜皮、乳香、没药、苏木、红花、大风子各 10g）水煎成 500ml，熏洗四肢关节及皮损，每天 1 次。

（4）外用药膏：据赵炳南的经验，对银屑病血热证可外用黄连膏、清凉膏、香蜡膏；对血燥型可外用 10%～20% 京红粉软膏，2.5%～25% 黑豆油软膏，5%～10% 黑红软膏、豆青膏等。京红粉系汞制剂，大面积使用容易产生毒性反应，应由低浓度向高浓度过渡，最好先选小块皮损试用，如无不良反应再用于全身。

10. 针灸治疗银屑病性关节炎

谷大妈：针灸治疗银屑病性关节炎效果好吗？

英萍医生：针灸是治疗银屑病性关节炎的一种可行方法。针灸治疗银屑病性关节炎，同样是在中医理论基础指导下，辨证论治，按照扶正祛邪、调和阴阳、调畅气血、清热散寒、解表清里等治疗原则辨证选穴的。从某种角度上说，各种疾病都可以从通与不通的角度进行分类，银屑病性关节炎同样存在通与不通的问题，最典型的就是血瘀证，是经络不通，瘀久化热；而血热证则是毒热内盛，逼迫营血流通过快。针对前者，我们当然可以运用针灸疗法，调和阴阳气血，使原本陷于阻塞状态的经络打通，促进疾病的痊愈；但对于后者，本已通得过度，我们所要做的就是"让一腔热血冷静下来"，按照正常的顺序循行。从另一个角度看，通与不通不一定是每种疾病的关键问题。就银屑病性关节炎来说，关键是角质形成细胞的过度增生和角化不全及其发生的背景。这不是可以通过简单的打通经络就能做到的，而是涉及脏腑气血阴阳等多方面的问题，需要针药并用，内治外治结合，才能取得良效。

11. 中药熏蒸辅助治疗银屑病性关节炎

谷大妈：中药熏蒸辅助治疗银屑病性关节炎的效果好吗？

英萍医生：银屑病性关节炎属中医学"痹证"范畴。中医学认为主要是正气不足，感受风寒、湿热之邪所致。熏蒸法是借温度、机械和药物作用对机体发挥治疗效能。熏蒸时药物透过皮肤、孔窍、腧穴等

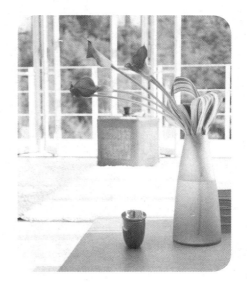

部位直接吸收进入血络经脉以疏通经络，祛邪外出，调和全血，消肿止痛，效果不错。

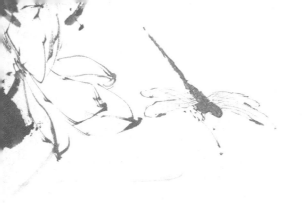

第3章 银屑病性关节炎的调养与康复

生活中，像谷大妈这样的例子我们见过很多，甚至还有相当一部分人比谷大妈还严重。对于小关节急性期的患者，小关节不对称关节炎病症占银屑病性关节炎的大多数。所以我们在治疗时一定要将现代康复治疗如物理治疗、作业治疗等和传统中医康复治疗紧密地结合在一起，实践证明将传统与现代康复结合能更有效地治疗银屑病性关节炎。下面，我们将对银屑病性关节炎的康复问题逐一介绍一些基础知识。

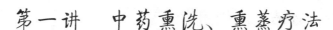

第一讲　中药熏洗、熏蒸疗法

1. 什么是中药熏洗疗法

谷大妈：我得的这个病可以用中药外用吗？

英萍医生：可以，中药熏洗疗法是中医外治疗法的重要组成部分。中药熏洗疗法历史悠久，最早见于《五十二病方》。

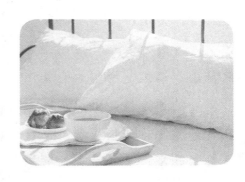

千百年的临床实践证明，熏洗疗法是行之有效的防病治病、强身保健的方法。中药熏洗疗法操作简单、疗效确切，就是按一定处方用药的中草药，经加清水煎煮沸腾后，先用蒸汽熏疗，再用药液沐洗、浸浴全身或局部患处，从而产生治疗作用的一种防治疾病的方法。

2. 熏洗疗法的中医机制

谷大妈：这个中药熏洗它是怎么起作用的呢？

英萍医生：药浴作用机制概言之，是药物作用于全身肌表、局部、患处，并经吸收，循行经络血脉，内达脏腑，由表及里，因而产生效应。药浴洗浴，可起到疏通经络、活血化瘀、祛风散寒、清热解毒、消肿止痛、调整阴阳、协调脏腑、通行气血、濡养全身，可使得失去平衡的脏腑阴阳重新调整和改善，促进机体的恢复，达到治病保健的目的。

3. 熏洗疗法的现代研究机制

谷大妈：中医起作用的原理我知道了，那么西医的现代机制是什么呢？

英萍医生：熏洗时，湿润的药液或蒸汽能增加水合作用和皮肤的通透性，加速皮肤对药物的吸收。药物熏洗可使皮肤温度升高，皮肤毛细血管扩张，促进血液及淋巴液的循环，有利于血肿和水肿的消散。温热的刺激能促进网状内皮系统的吞噬功能，增强新陈代谢。

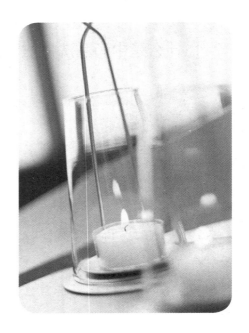

4. 中药熏洗疗法的分类及适应证

谷大妈：都是什么样的病人适合中药熏洗，我适合做哪种熏洗？

英萍医生：中药熏洗疗法主要分全身和局部，具体如下。

（1）全身熏洗法：将药物用量加倍，煎汤倒入浴盆里，进行全身沐浴。熏洗完毕后，擦干全身用浴巾盖住，卧床休息，如能稍睡片刻更好，待消汗以后，再穿衣服。主要用于全身性关节、肌肉肿胀疼痛不适等。

（2）局部熏洗法

① 手部熏洗法：把煎好的药物趁热倒入盆内，将患手架于盆

上，进行熏蒸，外以布单将手连盆口盖严，不使热气外泄，等到药汤不烫人时，可把患手或腕部与前臂浸于药汤中进行洗浴。适用于手部关节、肌肉肿胀疼痛不适等。

②足部熏洗法：即泡脚，把患足及小腿浸于药汤中泡洗。根据病情需要，药汤可浸至踝关节部或膝关节附近。适用于踝、膝、足趾关节及肌肉肿胀疼痛不适等。

③热罨法：将煎好的药汤趁热倒入盆内，用消毒纱布7～8层或干净软布数层蘸药汤趁热摊放患处，另用一块消毒纱布不断地蘸药汤淋渍患处，使摊敷在患处的纱布层得以保持一定的湿热度。

5. 熏洗疗法注意事项

谷大妈：如果做中药熏洗需要提前做什么准备工作？

英萍医生：主要有以下几点。

（1）确保用药安全：在选择熏洗的中药时，对皮肤有刺激性或腐蚀性的药物不宜使用。

（2）冬季熏洗时，应注意保暖，夏季要避风。全身熏洗后皮肤血管扩张，血液循环旺盛，全身温热出汗，必须待汗解和穿好衣服后再外出，以免感受风寒，发生感冒等病症。

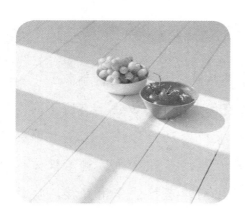

（3）药汤温度要适宜，不可太热，以免烫伤皮肤，也不可太冷，以免产生不良刺激。如果熏洗时间较久，药汤稍凉时，须再加热，这样持续温热

熏洗，才能收到良好的治疗效果。

（4）洗浴时，水位宜在心脏以下，3～5分钟身体适应后，再慢慢泡至肩位；洗浴时间不可太长，尤其是全身热水浴。由于汗出过多，体液丢失量大；皮肤血管充分扩张，体表血液量增多，造成头部缺血而发生眩晕或晕厥。如一旦发生晕厥，应及时扶出浴盆，平卧在休息室床上，同时多喝些糖水，补充体液与能量。

（5）饭前、饭后半小时内不宜进行全身药浴。饭前药浴，由于肠胃空虚，洗浴时出汗过多，易造成虚脱。饭后立即药浴，可造成胃肠或内脏血液减少，血液趋向体表，不利消化，可引起胃肠不适，甚至恶心呕吐。临睡前不宜进行全身热水药浴，以免兴奋后影响睡眠。

6. 熏洗疗法的禁忌

谷大妈：熏洗疗法是所有人都能做吗？

英萍医生：严重肺功能不全、重症心脏病、高血压病、动脉硬化症、肾衰竭、有出血倾向者以及老年人。妇女妊娠和月经期间，均不宜进行熏洗。

7. 什么是中药熏蒸治疗

谷大妈：中药熏蒸治疗和中药熏洗治疗有什么区别？

英萍医生：两种治疗方法各有优点，虽然方法上有所不同，但本质是相同的。中药熏蒸疗法又叫蒸汽治疗疗法，是以中医理论为指导，利用药物煎煮后所产生的蒸汽，通过熏蒸机体达到治疗目的的一种中医外治法。中药熏蒸疗法作用直接，疗效

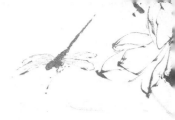

确切，适应证广，无毒副作用。

8. 熏蒸疗法的现代研究机制

谷大妈：我想了解下熏蒸疗法的现代研究机制，是通过什么途径起作用的？

英萍医生：通过可调式中药熏蒸治疗方法，采用电脑控制的中医理疗，直接对中药进行蒸煮，免去了传统的先将中药煎煮成液体的繁复过程，通过源源不断的热药蒸汽以对流和传导的方式直接作用于人体，扩张局部和全身的血管，促进体表组织的血液循环，改善皮肤的吸收作用，促进汗腺的大量分泌，加速皮肤的新陈代谢；同时由熏蒸药物中逸出的中药粒子（为分子或离子）作用于体表，直接产生杀虫、杀菌、消炎、止痒、止痛等作用，或经透皮吸收，人体通过激发组织细胞受体的生物化学过程发挥药疗作用，进而消除病灶。

9. 熏蒸疗法的中医机制

谷大妈：熏蒸疗法的中医机制是什么？

英萍医生：中药熏蒸治疗是使用熏蒸治疗仪，借助药力和热力的作用，对机体产生治疗作用，也使药气渗透穴位，疏通经络，活血化瘀，调节机体阴阳平衡；在物理湿热的间接辅助刺激作用下，不仅加快了药物的渗透，而且由表及里，可使毛细血管扩张，促进局部和周围血液及淋巴循环，促进新

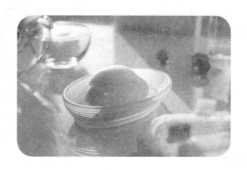

陈代谢，以达到气血流畅，从而起到疏通经络、调理气血、祛风除湿、清热解毒、消肿止痛等功效。

10. 熏蒸疗法的注意事项

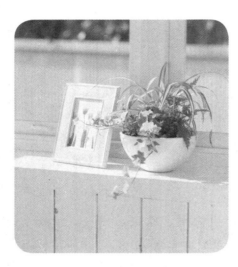

谷大妈：在做熏蒸前需要注意些什么？

英萍医生：熏蒸疗法常用于缓解患者的局部及关节疼痛、肿胀、屈伸不利等症状。注意事项有以下几点。

（1）注意药液转化雾状气体的温度，防止烫伤。

（2）治疗时间为20分钟，在熏药过程中，观察患者的反应，了解其生理和心理感受。若感到不适，应立即停止并告知医师。

（3）熏药的药液不能太浓稠，喷头放置要根据温度及患者承受度调节远近，温度适宜，以防烫伤。

11. 熏蒸疗法禁忌证

谷大妈：通过上面的介绍我也能知道，熏蒸疗法不可能适合所有人，那么哪些人是不能做的？

英萍医生：重症高血压、重症贫血、高热、结核病、大量失血、精神病、某些传染病（如肝炎、性病等）、皮肤破溃、心血管疾病代偿功能障碍、青光眼、严重肝肾疾病、孕妇及经期妇女等禁用。

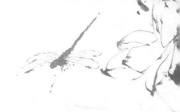

第二讲　推拿疗法

1. 银屑病性关节炎的推拿康复

谷大妈：对于银屑病性关节炎，我们为什么选择推拿康复？

英萍医生：推拿疗法又称为按摩疗法，是祖国传统医学的重要组成部分，是指按特定技巧和规范化动作作用于人体的特定部位，用于治疗疾病和保健强身的一项临床技能。推拿对于骨科软组织损伤、颈肩腰腿痛、颈椎病、肩周炎等有良好的治疗效果，所以对于银屑病所导致的关节炎症也有很好疗效。一些技术我们普通老百姓自己在家也能做。

2. 推拿手法基本技术要求

谷大妈：我听说推拿不是随便什么人都能操作的？有什么具体要求没？

英萍医生：推拿确实需要经过培训才能去做，具体操作要点主要有以下五点。

（1）持久：指手法能够严格按照规定的技术要领和操作要求，持久操作足够时间而不变形，保持动作的连贯性。多数推拿手法在应用过程中需要保持一定的时间才能取得预期效果。

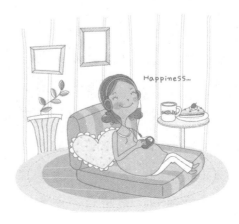

（2）有力：指手法必须具备一定力量、功力和技巧力。

在操作过程中要具备足够的力量，才能引起机体的反应，从而起到治疗作用。

（3）均匀：一是指手法的操作必须具有节律性，不可时快时慢；二是指手法的作用力在一般情况下保持相对稳定，不可忽轻忽重。

（4）柔和：是指操作时应轻柔缓和地运用手法，做到轻而不浮，重而不滞，同时手法的变换舒展自然，轻松流畅，使之既能达到治疗作用又不增加受术者的痛苦。

（5）深透：是指手法最终效果不能仅仅停留于体表，而要达到病症深处的筋脉，肉骨等结构和组织，恰到好处。

3. 银屑病性关节炎的推拿手法

谷大妈：有哪些手法可以治疗银屑病性关节炎？

英萍医生：针对银屑病性关节炎，主要推拿手法有𰀒法、按法、揉法、拿法、搓法、捻法、摇法、擦法、抖法、拍法等，具体应用及注意事项下面我们会一一解答。

4. 𰀒法对银屑病性关节炎的治疗

谷大妈：什么是𰀒法，它的操作方法及要领有哪些？

英萍医生：用第5掌指关节背侧吸附于治疗部位，以腕关节的伸屈动作与前臂的旋转运动相结合，使小鱼际与手背在治疗部位上做持续不断地来

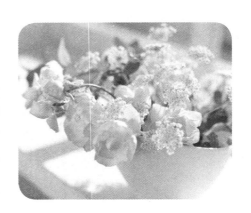

回滚动的手法称为㨰法。

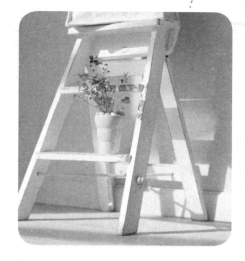

（1）操作方法：拇指自然伸直，手指自然弯曲，用手背第 5 掌指关节背侧为吸点吸附于治疗部位，肩关节放松，以肘关节为支点，前臂主动做推旋运动，带动腕关节做较大幅度的屈伸活动，以小鱼际和手背外侧部在治疗部位上持续不断地来回滚动。

（2）动作要领

①肘关节屈曲 120°～140°。腕关节自然平伸，手指微屈，以小指掌指关节背侧着力。

②以肘为支点，前臂主动旋转摆动发力。

③在前臂的带动下，腕关节做连续的屈伸活动，即前臂旋后时屈腕，前臂旋前时伸腕。

（3）注意事项

①肩、肘、腕充分放松，特别是腕关节的屈伸活动应随着前臂的旋转自然而行，不可出现折刀样的突变动作。

②㨰动时要紧贴体表，不可跳跃或摩擦，保持明显的㨰动感。

③㨰动时压力要均匀，不可时轻时重，特别不能在屈伸时施加下压的动作。

④来回㨰动要协调而有节律、不可忽快忽慢。㨰动频率每分钟 140 次左右。

（4）临床应用：㨰法具有接触面积广、刺激平和等特点，具有舒筋活血、祛瘀止痛、缓解痉挛、滑利关节等功能。常用于治疗神经系统和运动系统病症，如痹症、痿证、肌肤麻木不仁、半身不遂、颈椎病、肩周炎、腰肌劳损、四肢关节筋伤等。

5. 揉法对银屑病性关节炎的治疗

谷大妈：什么是揉法，它的操作方法及要领有哪些？

英萍医生：用指面或掌面着力吸定于一定治疗部位或某一穴位上，带动该处做回旋转动的方法，称为揉法。根据着力部位的不同可分为：指揉法、掌根揉法、大鱼际揉法。

（1）操作方法

①大鱼际揉法：用大鱼际附着于治疗部位，稍用力下压，以肘关节为支点，前臂做主动运动，带动腕部摆动，使大鱼际在治疗部位上做轻柔缓和的上下、左右或轻度的环旋揉动。

②指揉法：用指腹着力于治疗部位，做轻柔缓和的环旋转动，并带动皮下组织一起揉动的方法。

③掌根揉法：用手掌掌根着力于治疗部位上，做轻柔缓和的环旋转动，并带动该处皮下组织一起揉动的手法。

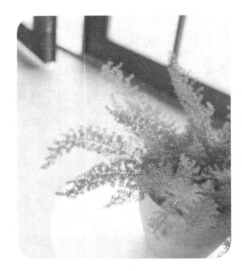

（2）动作要领

①往返移动时应在吸定的基础上进行。

②操作时肩、肘、腕关节放松，动作要灵活而有节律性。

③频率每分钟 120 ～ 160 次。

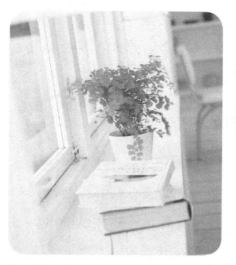

（3）注意事项：揉法应吸定于施术部位，带动皮下组织一起运动，不能在体表上有摩擦运动，操作时向下的压力不可过大。

（4）临床应用

①大鱼际揉法常用于头面部、胸胁部和四肢关节。

②指揉法临床上多用于小儿推拿，适用于全身各部位或穴位。

③掌揉法常用于腰背部、腹部及四肢。掌揉腰背部及四肢肌肉，有较好的放松肌肉、解除痉挛的功效。

揉法常用于治疗软组织损伤、筋肉痉挛及萎缩、头痛、眩晕、脘腹胀痛、胸闷胁痛、消化不良、便秘及儿科病症等。

6.捻法对银屑病性关节炎的治疗

谷大妈：什么是捻法，它的操作方法及要领有哪些？

英萍医生：用拇指和示指夹住治疗部位，作对称的搓揉捻动，称为捻法。

（1）操作方法：肘、腕及肩关节放松，以拇指和示指指腹捏住操作部位，稍用力作对称的快速搓捻动作。

（2）动作要领

①用劲要轻巧柔和，灵活协调。

②移动要慢，搓捻动作要有连贯性。

（3）注意事项：搓捻动作不可呆滞。

（4）临床应用：捻法刺激量较小，轻快柔和，功能理筋通络、消肿止痛、滑利关节，多为辅助手法配合治疗急、慢性损伤所导致的指间关节酸痛、肿胀肌腱僵硬、屈伸不利等病症。

7. 拿法对银屑病性关节炎的治疗

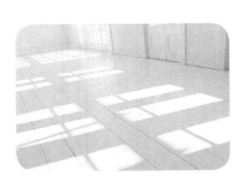

谷大妈：什么是拿法，其操作方法及要领有哪些？

英萍医生：用拇指和其他四指对称用力，提拿一定的部位、穴位的手法，称为拿法。

（1）操作方法：术者用大拇指及其他手指相对用力，夹住治疗部位的肌肤，逐渐用力收紧、提起，并做轻重交替而连续的一紧一松的捏提和揉动动作。

（2）动作要领

①拇指及其他手指的指面着力，不能用指端内扣。

②以前臂发力，带动腕关节，做提拿和对称挤捏动作。

（3）注意事项：注意动作的协调性，不可死板僵硬。

（4）临床应用：拿法临床运用相当广泛，常用于头部、颈项部、肩背部和四肢等部位。具有祛风散寒、开窍止痛、舒筋通络、缓解痉挛的作用。

8. 抖法对银屑病性关节炎的治疗

谷大妈：什么是抖法，它的操作方法及要领有哪些？

英萍医生：用单手或双手握住肢体远端，做连续的小幅度抖动的手法称为抖法。

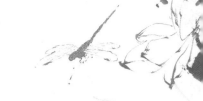

（1）操作方法

①抖上肢法：术者用双手或单手握住患者的手腕部，慢慢地将其上肢向前外方抬起约60°，然后稍用力做连续的小幅度的上下抖动，使抖动所产生的抖动波似波浪般地传递到肩部，使肩关节和上肢产生舒松的感觉。

②抖下肢法：患者取仰卧位，下肢放松伸直。术者站于其脚后方，用单手或双手分别握住患者的两踝部，将下肢抬起，离开床面30cm左右，然后做连续的小幅度的上下抖动，使髋部和下肢有舒松的感觉。

（2）动作要领

①被抖动的肢体要自然伸直，使患肢的肌肉处于最佳的松弛状态。

②抖动所产生的抖动波应从肢体的远端传向近端。

③抖动的幅度要小，速度要快，操作要连续不断。

（3）注意事项

①操作时要自然呼吸，不可屏气。

②受术者肩、肘、腕有习惯性脱位者禁用。

（4）临床应用：抖法轻快柔和，具有调和气血，通利关节，舒筋活络，缓解痉挛，松解粘连的功效，常用于肩、肘部疾病引起的疼痛、功能障碍及腰腿痛等。

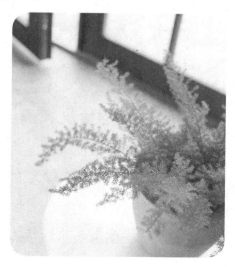

战胜银屑病性关节炎

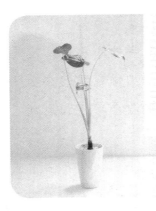

9.按法对银屑病性关节炎的治疗

谷大妈：什么是按法，它的操作方法及要领有哪些？

英萍医生：用手指或手掌着力于体表一定部位或穴位上，逐渐用力下压，称为按法。按法根据操作部位的不同，分为指按法和掌按法。

（1）操作方法

①指按法：以拇指面为着力部位，作用于患处，垂直向下按压，使病人产生酸、麻、胀、痛的感觉，稍停片刻后，然后松劲撤力。

②掌按法：以掌面为着力部位，利用上半身的重量通过手掌垂直按压体表，稍停片刻后，然后松劲撤力，再重复。

（2）动作要领

①指按法要悬腕，掌按法要以肩关节为支点。

②按压的方向多为垂直向下或与受力面垂直。

③用力要稳而持续，使刺激充分达到病变的深处。

（3）注意事项

①指按法接触面积小，刺激性强，常在按后给予揉法，两者结合。

②忌粗暴施术及迅猛使力，其用力原则为由轻到重，再由重到轻。

（4）临床应用：指按法适用于全身各部，尤以经穴及阿是穴为常用。具有较好的行气活血，开通闭塞、缓急止痛的功效。掌按法有接触面积大，压力重而刺激缓和的特点。适用于面积大而又较平坦的腰背部、腹部、下肢等部位，具有疏经通络、温中散寒、行气止痛的功效。

10. 擦法对银屑病性关节炎的治疗

谷大妈：什么是擦法，它的操作方法及要领有哪些？

英萍医生：用指、掌贴附于体表一定治疗部位，做较快速的直线往返摩擦运动，使之摩擦生热，称为擦法。

（1）操作方法：手指自然伸直，以指、掌紧贴在治疗部位，稍用力向下按压。以肘或肩关节为支点，上臂或前臂做主动摆动，带动指掌做快速的直线往返摩擦，使治疗部位产生一定的热量。

（2）动作要领

①肩关节宜放松，肘关节宜自然下垂。

②着力部位要紧贴治疗部位，动作均匀连续，必须是直线往返，犹如拉锯状。

③透热为度，术者感觉手下所产生的热已进入到受术者的体内，并与其体内之热相呼应为度。

（3）注意事项

①手法来回操作须在同一直线上，不能歪斜。

②压力不宜过大，也不可过小。

③不可擦破皮肤，故操作时必须在施术部位涂少许润滑

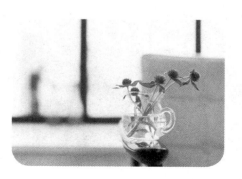

剂，既可保护皮肤，又可使热量深透，提高治疗的效应。

④擦法使用后，皮肤潮红，因此不可在此处再施行其他手法，否则容易破皮。

（4）临床应用：擦法是一种柔和温热的刺激，临床上应用相当广泛，适用于全身各部位。具有行气活血，温通经络，祛风散寒，祛瘀止痛，宽中理气的作用。其中掌擦法接触面积大，适用于胸腹、肩背部；大鱼际擦法，常用于四肢部，适用四肢关节扭挫伤、劳损等，尤以上肢部为多。小鱼际擦法温热量较高，常用于腰背和脊柱两侧，适用于急慢性损伤、风湿痹痛、麻木不仁等症。临床上擦后常可配合湿热敷法，可提高疗效。

11. 搓法对银屑病性关节炎的治疗

谷大妈：什么是搓法，它的操作方法及要领有哪些？

英萍医生：用双手掌面对称挟住肢体一定部位，相对用力做快速上下搓揉的手法，称为搓法。包括夹搓法和推搓法。

（1）操作方法

①夹搓法：患者肢体放松，术者用双手掌面夹住肢体的治疗部位，相对用力做快速上下搓揉。

②推搓法：以单手或双手掌面着力于施术部位。

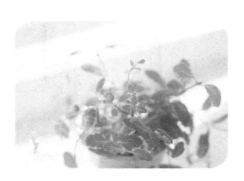

（2）动作要领

①操作时动作要协调、连贯。

②搓动的速度应快，而上下移动的速度宜慢。

③双手用力要对称。

（3）注意事项：双手不可用力太重，否则治疗部位夹得太紧，会造成手法不连贯。

（4）临床应用：搓法轻快柔和，舒适放松，适用于腰、背、胁肋及四肢部。具有舒筋通络、调和气血、疏肝理气、消除疲劳的功效。主要用于肢体酸痛、关节活动不利、胸胁气滞等病症。

12. 拍法对银屑病性关节炎的治疗

谷大妈：什么是拍法，它的操作方法及要领有哪些？

英萍医生：用虚掌有节奏地拍打治疗部位的手法，称为拍法。

（1）操作方法：五指并拢，掌指关节微屈，使掌心空虚。腕关节放松，前臂力量主动运动，上下挥臂平稳而节奏地拍打体表的治疗部位。

（2）动作要领

①动作要求平稳而有节奏，声音清脆而无疼痛。

②腕关节放松，用力均匀。

③以皮肤轻度充血发红为度。

（3）注意事项

①拍击的力量不可偏移，否则易引起疼痛。

②掌握好适应证，对结核、肿瘤、冠心病等患者禁用拍法。

（4）临床应用：拍法适用于腰背部、四肢。常与搓法、拿法等配合运用，具有舒筋通络、行气活血、缓解痉挛、消除疲乏等功效。治疗风湿痹痛、

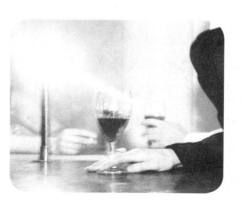

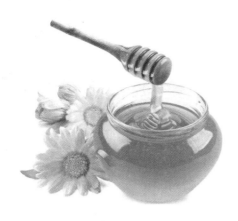

各种急慢性劳损、肌肉痉挛、局部感觉迟钝、麻木不仁等病症。

13. 摇法对银屑病性关节炎的治疗

谷大妈：什么是摇法，它的操作方法及要领有哪些？

英萍医生：使关节做被动环转活动的手法，称为摇法。

（1）操作方法：术者用一手握住或夹住被摇关节的近端，以固定肢体，另一手握住关节的远端的肢体，然后做缓和的环转运动，使被摇的关节做顺时针及逆时针方向的摇动。

按作用部位分为颈项部摇法、腰部摇法、肩部摇法、肘关节摇法、腕关节摇法、髋关节摇法、膝关节摇法、踝关节摇法。

（2）动作要领

①摇转的幅度要在人体生理活动范围内进行。由小到大，逐渐增加。

②摇动速度宜缓慢，不宜急速。

③摇动时要协调、稳定。

（3）注意事项

①摇转的幅度大小，适可而止，不能超过人体活动范围。

②对于习惯性关节脱位者禁用。

（4）临床应用：摇法具有疏通经络、缓解痉挛、滑利关节、松解粘连和增强关节活动功能等作用，常用于治疗痹症、关节疼痛、屈伸不利、运动功能障碍等病症。

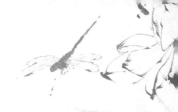

14. 银屑病性关节炎的具体治疗推拿手法

谷大妈：推拿疗法对于银屑病性关节炎具体的治法有哪些？

英萍医生：根据肌肉和关节的受损程度不同，可分为三种情况，具体如下。

（1）关节疼痛或肿胀不适者：使用推拿疗法作用于病变部位及其周围腧穴。主要手法有㨰、按、揉、拿、搓、捻、摇、擦、抖等手法，具体运用上文已详细交代，现主要指导几种方法的具体配合应用。

在病变关节周围施用㨰法约8分钟，同时配合该关节的被动活动。

病变关节较小者以指按揉约8分钟。以指按病变关节周围穴位约5分钟。拿法病变关节约5分钟。

病变关节较大者施用搓法，病变关节较小者施用捻法约2分钟。

病变关节活动受限者施以摇法，擦病变关节周围，以透热为度。

最后用抖法结束治疗。

（2）肌肉疼痛或酸胀不适者：使用推拿疗法作用于病变部位及其周围腧穴。主要手法有㨰、按、揉、拿、擦、拍等手法。

在病变部位及其周围施用㨰法约8分钟，以指按或按揉病变部位及其周围穴位，用力以酸胀为度；重按阿是穴，以

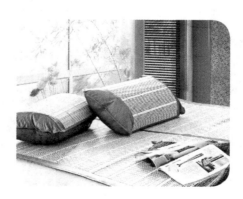

患者能够忍受为度，时间约6分钟。拿法施于局部，时间约6分钟，施拍法于局部，以微红为度。擦病变周围，以透热为度。

（3）肌肉或关节红肿热痛不适者：主要手法有揉法、一指禅推法、指按、拿、搓、摇等手法。

在病变部位及其周围施用揉法或一指禅推法约8分钟，同时配合该关节小幅度的被动活动。以指按或按揉病变部位周围穴位，用力以酸胀为度，时间约6分钟。轻拿患部周围，时间约5分钟，搓或揉患部，时间约3分钟。最后对该关节做小幅度的摇法。

第三讲 银屑病性关节炎的物理治疗

1. 银屑病性关节炎早期物理康复治疗

谷大妈：银屑病性关节炎是不是越早做康复越好啊？

英萍医生：是的。在进行药物治疗的同时或者单独进行康复治疗（症状较轻者），及早地进行康复治疗能加快肢体功能的恢复，预防并发症的出现，防止关节的畸形和肌肉的挛缩，提高患者的日常生活质量。

2. 物理康复治疗的目的

谷大妈：银屑病性关节炎的患者做康复有什么意义？

英萍医生：银屑病性关节炎的康复治疗可以预防患者功能受损后继发障碍的发生与发展。能积极预防肌肉萎缩、关节僵硬等并发症的发生。同时能显著提高疗效、大大降低致残率。严重的（强直性脊柱炎）能维持心肺及循环功能，促进其功能障碍的恢复，并为以后的系统康复打下基础。显著提高生活质量，并使患者能早日回归社会，做一些力所能及的工作，恢复患者生活自理能力，减轻家庭和社会负担。

3. 银屑病性关节炎的物理康复治疗手段

谷大妈：银屑病性关节炎都有哪些康复方法？

英萍医生：针对银屑病性关节炎的症状，我们日常用的物理康复治疗包括超声波、磁疗法、红外线疗法、石蜡疗法、冷疗法、紫外线疗法、矿泉浴等，仅限于西医常用技术，不包括中医中药、针灸等中医康复，中医康复我们有专门章节进行介绍。以下物理治疗的所有适应证我们将只列出与本病相关的骨关节病、软组织肌肉损伤等，其他适应证不一一列举。

4. 银屑病性关节炎的超声波疗法

谷大妈：英萍医生，超声波能治疗我这种病吗？

英萍医生：下面我详细地给您介绍一下超声波是如何治疗银屑病性关节炎的。

（1）概念：超声波是指频率在 20 000Hz 以上，不能引起正常人听觉反应的机械振动波。将超声波作用于人体以达到治疗目的的方法称为超声波疗法。

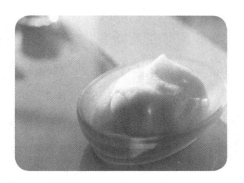

（2）作用机制：超声波作用于人体组织产生机械作用、热作用和空化作用，导致人体局部组织血流加速，血液循环改善，血管壁蠕动增加，细胞膜通透性加强，离子重新分布，

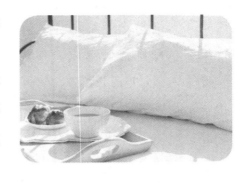

新陈代谢旺盛，组织中氢离子浓度减低，pH 增加，酶活性增强，组织再生修复能力加强，肌肉放松，肌张力下降，疼痛减轻或缓解。

超声波治疗中局部组织的变化可以通过神经体液途径影响身体某一阶段或全身，起到治疗作用。

在治疗软组织损伤及慢性疼痛方面通过超声波的超强穿透力，提高治疗部位细胞膜的通透性、改善血液循环、促使细胞修复过程的发生和发展；同时，人体神经体液系统对超声波的作用具有较强的敏感性，其形成的神经反射和体液反应，具有综合调节人体的机制，特别是对陈旧性损伤有特效，超声在传播时，超声能量的方向集中，具有独特的高能量特性。从而达到治疗的目的。

在肢体运动康复超声波可以改善微循环，改善病灶周围血供，刺激肥大细胞释放趋化因子，促进吞噬细胞在病灶部位聚集，增强吞噬细胞功能，疏通血管，积极建立侧支循环。促进患肢血供，改善微循环，促进建立侧支循环，减缓疼痛。

（3）适应证：软组织扭挫伤、风湿性关节炎、类风湿关节炎、肩关节周围炎、颈椎病、腰椎间盘病变、腱鞘炎等。

（4）禁忌证：凡恶性肿瘤、急性全身性感染、高热、活动

性肺结核、严重心脏病的心区、出血倾向、局部感觉异常、孕妇腹部、严重支气管扩张、儿童骨骺部等。

5. 银屑病性关节炎的磁疗法

谷大妈：市场上有宣传磁疗可以治疗银屑病性关节炎，靠谱吗？

英萍医生：市场上有些东西鱼龙混杂，很难分辨好坏，我们可以去正规医院进行治疗，一般医院都会有相应的磁疗仪器。

（1）概念：就是应用磁场作用于人体的经络、穴位和病变部位以治疗疾病的方法称为磁场疗法，简称磁疗。

（2）磁疗的治疗机制

①止痛作用：磁疗的止痛作用明显而迅速，对创伤性疼痛、神经性疼痛、炎性疼痛、肿瘤所致的疼痛都有较好的镇痛效果。磁场降低了感觉神经末梢对外界刺激的反应，减少了感觉神经的传入，因而达到了止痛的效果；在磁场作用下血液循环增加，使炎症渗出物的吸收与消散加快，降低了致痛物质的浓度，减轻了肿胀对神经末梢的压迫作用。

②消肿消炎作用：磁疗对急性炎症、亚急性炎症和慢性炎症均有较好效果。因为磁场可以使局部血液循环加强，组织通

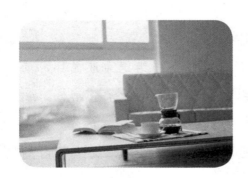

透性改善，有利于渗出物的消散、吸收；加之磁场还能提高肌体的非特异免疫力，使白细胞活跃，吞噬能力增强，从而有消肿消炎作用。

（3）适应证：扭挫伤、

腱鞘囊肿、肩周炎、颈椎病。

（4）禁忌证：白细胞总数 4×10^9/L 以下、重危患者、体质极度衰弱、磁疗副作用明显不能耐受者、孕妇下腹部、体内置心脏起搏器等。

6.银屑病性关节炎的低、中频电疗法

谷大妈：低、中频电疗法和咱们平时用的电有什么区别？不会有什么危险吧？

英萍医生：这个低、中频电疗法和咱们用的电有很大区别，至于危险，如果在医生的指导下进行是完全没问题的。下面给您详细介绍。

（1）概念

①低频电疗法，应用频率 1000Hz 以下的电流治疗疾病的方法，称为低频电疗法，可用于治疗急、慢性疼痛。

②中频电疗法，将频率 1～100kHz 的脉冲电流称作中频电流，用中频电流治疗疾病的方法叫作中频电疗法。

其可以兴奋神经肌肉，电刺激通过一定的刺激强度，持续时间和刺激强度的变化可引起肌肉收缩。

（2）治疗机制：低频、中频都可以促进组织血液循环，局部血液循环改善，可以增强组织营养和代谢，使水肿消散，致痛物质和炎症产物排出，还具有松解粘连、软化组织的作用。

低频电流刺激时能降低感觉神经的兴奋性，从而有很好的

止痛效果；中频电流对感觉神经没有强烈刺激而其镇痛作用较明显。

（3）适应证：扭挫伤、关节痛、失用性肌萎缩、肩关节周围炎、神经痛等。

（4）禁忌证：恶性肿瘤、高热、活动性出血、昏迷、妊娠、急性化脓性炎症、急性湿疹、置有心脏起搏器、肌痉挛等。

7. 银屑病性关节炎的红外线疗法

谷大妈：什么是红外线疗法，有什么工作原理？

英萍医生：红外线疗法亦称热射线疗法，是利用红外线照射人体来治疗疾病的方法。红外线是不可见光线，其生物效应主要是热。

（1）作用机制：远红外的热效应，使皮肤温度增加，交感神经能力减低，使血管活性物质释放，血管扩张，血流加快，血循环改善，增强了组织营养，促进渗出物吸收，活跃了组织代谢，提高了细胞供氧量，加强了细胞再生能力，控制了炎症的发展并使其局限化，加速了病灶修复和炎症水肿的消退，减轻了神经末梢的刺激，可以起到缓解疼痛的作用。

（2）适应证：亚急性及慢性损伤、无菌性炎症，如扭挫伤、滑囊炎、神经炎等。

（3）禁忌证：出血倾向、高热、活动性结核、严重动脉硬化、心脏病。

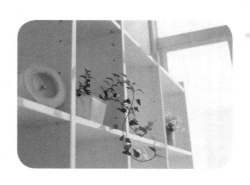

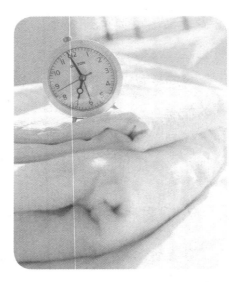

8.银屑病性关节炎的石蜡疗法

谷大妈：石蜡能治疗银屑病性关节炎吗？有什么副作用？

英萍医生：石蜡疗法是利用加热熔解的石蜡作为温热介质，敷于局部将热能传导到机体而达到治疗目的的方法。

（1）温热作用的机制：由于石蜡具有热容量大，导热系数低，保热时间长等特点，其温热作用可以减轻疼痛，缓解痉挛，加强血液循环，改善组织营养，促进炎症消散吸收，加速组织修复，降低结缔组织张力，增加其弹性。

（2）机械压迫作用：由于石蜡具有良好的可塑性及黏稠性，能与皮肤紧密接触。在冷却过程中，其体积缩小，对皮肤及皮下组织可产生柔和的机械压迫作用，既可防止组织内淋巴液和血液渗出，又能促进渗出物的吸收。

（3）适应证：软组织扭挫伤恢复期、慢性关节炎、腱鞘炎、肩关节周围炎等。

（4）禁忌证：高热、昏迷、恶性肿瘤、活动性肺结核、有出血倾向的疾病、急性化脓性炎症、孕产妇、婴儿。周围神经损伤等引起的局部感觉障碍者慎用。

9. 银屑病性关节炎的冷疗法

谷大妈：我的手本身就不好，用冷疗法是不是会加重啊？

英萍医生：冷疗法是利用低于人体温度的物质，作用于机体的局部或全身，以达到止血、止痛、消炎和退热的治疗方法。

（1）作用机制：冷可以抑制细胞的活动，减慢神经冲动的传导，降低神经末梢的敏感性而减轻疼痛；同时冷使血管收缩，血管壁的通透性降低，渗出减少，减轻组织肿胀。

（2）适应证：急性扭挫伤、关节炎急性期、软组织感染早期、肌肉痉挛。

（3）禁忌证：局部血液循环不良病人、慢性炎症或深部有化脓病灶时、水肿部位、对冷过敏、心脏病、体质虚弱者。

10. 银屑病性关节炎的紫外线疗法

谷大妈：这个紫外线疗法和咱们的消毒用的紫外线灯有什么区别？

英萍医生：紫外线疗法是利用紫外线照射人体来防治疾病的一种物理治疗技术。与消毒用的紫外线灯主要区别在于它们的波长不一样。

（1）作用机制

①红斑作用：皮肤受到一定量紫外线照射后，能出现红斑反应。发生红斑时，局部血管扩张，皮肤血液循环和营养得到改善，白细胞增加，吞噬

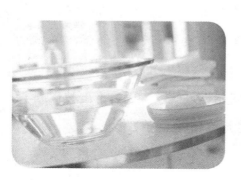

细胞能力增强，故有消炎、镇痛作用。

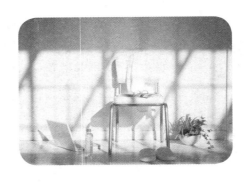

②杀菌作用：用一定强度的紫外线照射，一方面可直接杀灭细菌；另一方面能抑制细菌和病毒的生长，从而间接地发挥杀菌作用。

③免疫作用：紫外线照射后，促进表皮细胞产生免疫调节因子，使中枢神经系统的活动功能加强，代谢功能提高，能提高人体的免疫能力。

④促进伤口愈合作用：小剂量紫外线能刺激上皮细胞生长，促进组织再生。

（2）适应证：风湿性关节炎、类风湿关节炎、痛风性关节炎、神经痛等。

（3）禁忌证：心力衰竭、心肌炎、肾炎、尿毒症、活动性结核、光敏性疾病、局部肿瘤等。

11. 以上各种疗法的操作

谷大妈：以上介绍的治疗方法我自己在家可以做吗？

英萍医生：以上疗法我们只是简单的描述了各种疗法的机制、适应证、禁忌证，具体的操作都会有专门的仪器，具体的治疗参数、治疗时间需要根据每个人的疾病轻重、耐受强弱而定。由于每种疗法都有相对应的康复治疗仪器，甚至好几种，所以我们有必要在专业的康复医师的指导下进行治疗。

12. 银屑病性关节炎患者可因病情轻重选择不同治疗

谷大妈：是不是银屑病性关节炎只需要做这些物理治疗就行了？

英萍医生：我们知道银屑病性关节炎包括以下几种类型。

（1）单一或不对称性少关节炎：最常见，约占70%。病变通常只累及单个或2、3个关节，主要以手足部远端或近端指/趾关节受累。也可累及膝关节、踝关节、髋关节、腕关节。表现为关节肿胀和疼痛。

（2）远端指/趾关节炎：为典型银屑病性关节炎仅占5%～16%，病变先从足趾开始，再累及其他远端指/趾间关节，有关节红肿和疼痛，最终可发生畸形。

（3）残毁性关节炎：占5%，主要病变发生在手足多个小关节及脊柱和骶髂关节，有关节僵硬和强直。

（4）类风湿样关节炎：占5%～10%。受累关节不对称，具有类风湿样关节炎特征。

（5）脊柱炎与骶髂关节炎：占10%～20%。表现为腰痛、背痛、骶髂部疼痛与关节活动受限等。

看到以上类型我们可以知道，对于症状比较轻或中等患者，以上物理治疗可能已经足够，但如果是类风湿关节炎、残毁性关节炎、脊柱炎与骶髂关节炎的患者我们必须要重视了，还要加上现代运动手法治

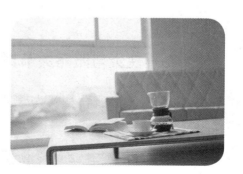

疗。

13. 银屑病性关节炎可根据疾病所处的不同阶段选择不同治疗

谷大妈：对于类风湿样关节炎、残毁性关节炎严重的患者我们应该加上什么现代运动手法治疗？

英萍医生：关节处在急性炎症期时应实行关节制动，就是控制关节的活动，通常是采用合适夹板或支具将关节固定于一个有利于关节恢复的位置，即功能位。这样有利于缓解疼痛、消肿、减轻畸形，并防止关节不稳进一步受损。

当关节症状发作期和恢复期时要适当做一些按摩和牵张训练。发作期轻轻牵伸关节，保持关节活动度。对水肿的关节和肢体可由远端向近端进行推按、轻揉、按摩，组织僵硬、粘连时按摩后应对关节适当牵伸。

在急性期或关节固定期，虽然关节不宜活动，但应保持肌力训练，可进行肌肉静力性收缩，以保护炎症性关节病变处的肌力。

作业治疗方面可以利用推拉滚筒运动或擦拭运动有效维持关节活动度；利用编织、木刻、镶嵌等活动改善协调和灵巧度。

14. 脊柱炎与骶髂关节炎的治疗

谷大妈：对于脊柱炎与骶髂关节炎严重的患者我们应该加上什么现代运动手法治疗？

英萍医生：功能训练应包括维持脊柱生理曲度，防止畸形；保持良好的胸廓活动度，避免影响呼吸功能；防止或减轻肢体因废用而致肌肉萎缩。治疗性运动包括维持胸廓活动度的运动、保持脊柱灵活性的运动和肢体运动等。

第四讲　拔罐疗法

1. 拔罐疗法对银屑病性关节炎的治疗作用

谷大妈：听人说拔罐能治疗很多种病，我这种病能用拔罐治疗吗？

英萍医生：拔罐疗法是以罐为工具，利用燃火、抽气等方法排出罐内空气，造成负压，使之吸附于腧穴或应拔部位的体表，使局部皮肤充血、瘀血，以达到防治疾病目的的方法。

拔罐疗法具有通经活络、行气活血、消肿止痛、祛风散寒等作用，对风寒湿痹、腰背肩臂腿痛、关节痛、软组织闪挫扭伤等效果肯定。所以拔罐对银屑病性关节炎效果非常好，而且操作简单易行，在家都能施行。

2. 银屑病性关节炎适用哪些拔罐方法

谷大妈：我这种情况适合哪种拔罐疗法？

英萍医生：目前我们常用的罐的种类有竹罐、陶罐、玻璃罐、抽气罐，拔罐的方法有留罐、走罐、闪罐、刺血拔罐、留针拔罐等。

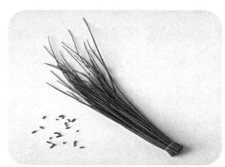

战胜银屑病性关节炎

留罐法是将罐吸附于体表相应位置后，使其停留10～15分钟，然后将罐起下。

走罐法亦称推罐法，一般用于面积较大、肌肉丰富的部位，如腰背、大腿等部位，罐口要求平滑，最好用玻璃罐。做之前先在罐口涂一些润滑剂，将罐拔住，然后用手握住罐子，慢慢向前后或左右推动，这样在皮肤表面推拉移动，至皮肤红润、充血为止。

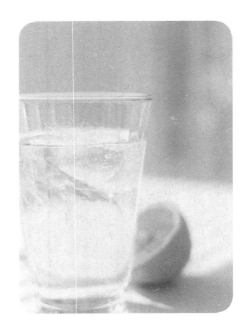

闪罐法适用于肌肉比较松弛，吸拔不紧或留罐有困难处，以及局部皮肤麻木或功能减退的患者。操作方法是：将罐子拔上后立即取下，如此反复吸拔多次，至皮肤潮红、充血为止。需注意闪罐大多采用火罐法，且所用的罐不宜过大。

刺血拔罐法又称刺络拔罐，即在应拔部位的皮肤消毒后，用三棱针点刺出血或用皮肤针（如梅花针）叩打后，再将火罐吸拔于点刺的部位，使之出血，以加强刺血治疗的作用，一般留置10～15分钟。

留针拔罐法简称针罐，即在针刺留针时，将罐拔在以针为中心的部位上，5～10分钟，待皮肤红润、充血或瘀血时，将罐起下，然后将针拔出。

3.银屑病性关节炎拔罐疗法起罐操作

谷大妈：拔罐拔了10分钟后我自己或者别人怎么将罐拿下来？

英萍医生：起罐时一般先用手抓住火罐，另外一只手的拇指或示指从罐口旁按压一下，即可将罐取下。起罐时不可用力过猛，以免擦伤皮肤。

4.拔罐疗法的注意事项

谷大妈：我听人说，拔罐有拔出水疱的，如何避免这种情况？

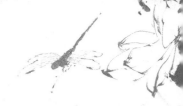

英萍医生：拔罐也是有禁忌和注意事项的，具体有以下四点。

（1）拔罐要选择合适的体位和姿势，肢体摆放不正确会引起不舒服。同时拔罐的位置要选择肌肉丰满的部位，否则火罐容易脱落。

（2）拔罐时要根据所拔的部位选择合适的罐，罐不合适容易吸附不牢，或引起不必要损伤。拔罐时要迅速。

（3）用火罐时一定要注意防止烫伤或灼伤皮肤。如果操作不当烫伤或拔罐时间过长引起小水疱时可不必特殊处理，仅外用消毒即可；如果水疱较大时可用无菌注射器抽出水液，外用烫伤膏，并用纱布包裹，防止感染。

（4）皮肤有水肿、溃烂、过敏部位、大血管分布部位、孕妇腹部、高热抽搐者不适用拔罐疗法。

第五讲　银屑病性关节炎的食疗药膳

　　上面我们谈到的一个谷大妈的病例，经过治疗关节疼痛明显减轻，基本可以正常生活了，但是谷大妈还是有一点焦虑，害怕下次复发，同时也怕留下什么后遗症。特来咨询英萍医生是否有后期康复的治疗措施及预防措施。像谷大妈这样后期康复的患者，在医生的指导下，有患者本人在家都可以做的疗法，比如食疗药膳、导引运动、气功疗法等，同时患者本人也要按要求控制锻炼的时间和强度。

1. 银屑病性关节炎患者的饮食原则

　　谷大妈：对于银屑病性关节炎的患者，总体来讲适宜吃什么样的食物？

　　英萍医生：针对银屑病性关节炎的患者饮食方面原则大体有以下3点。

　　（1）宜吃高热量的食物；

　　（2）宜吃高维生素的食物；

　　（3）宜吃具有增强免疫力作用的食物。

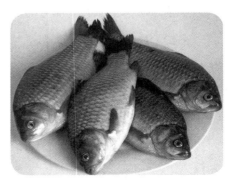

2.银屑病性关节炎患者适宜的食物

谷大妈：对于银屑病性关节炎的患者具体适宜吃什么食物？

英萍医生：银屑病性关节炎的患者适宜吃牛初乳、黑米粥、西红柿等食物。

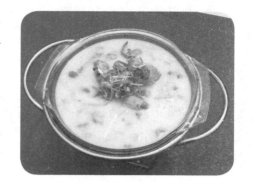

牛初乳中含有一定量的免疫球蛋白，能够改善机体的抵抗力，250～500mg直接食用；黑米粥的热量高，能够补充人体所需的必要的热源，从而减少合并感染的风险，200g直接顿服，每日一次；西红柿中含有丰富的维生素C及维生素B，能够改善机体的免疫功能，可用1～2个西红柿与鸡蛋同炒食用。

谷大妈：还有哪些食物对银屑病性关节炎患者身体比较好？

英萍医生：以下这些食物对银屑病性关节炎患者都有好处。

（1）大豆制品：豆腐和豆豉等大豆制品，通常会被摆放在健康食品货架最显眼的位置上。它们富含大豆异黄酮、维生素E和钙，除了能保护心血管外，其强健骨骼的作用也可以跟牛奶相媲美。不少亚洲人都有乳糖不耐症，因此豆浆就成了牛奶的最佳替代品。

（2）甜椒：一个绿色甜椒所含的维生素C是人体每日所需量的两倍，而红色和黄色甜椒所含的维生素C更多。

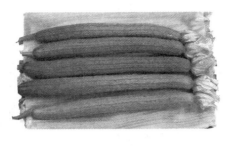

此外，甜椒也是维生素 B_6 和叶酸的极好来源，这些维生素可以有效缓解关节炎带来的疼痛。甜椒需要隔绝氧气、低温保存。可以把甜椒和其他水果放在搅拌机中一起搅拌做成果蔬汁，还可以和其他蔬菜搭配制成可口的沙拉。

（3）香蕉：香蕉是含钾最丰富的水果，同时也是一种能治疗关节炎的食品。香蕉中不仅含有丰富的维生素 B_6、叶酸和维生素 C，而且还容易消化，是人们饮食中可溶性膳食纤维的主要来源。

香蕉容易过度成熟，因此把未成熟的香蕉放进避光的袋子中保存，可以延长它的保存期。另外，香蕉贮藏温度不能过低，因此不适合放在冰箱里。成熟的香蕉可以做成饮料：取一根香蕉，一个猕猴桃，一些浆果，加入适量的牛奶和冰块，放入搅拌机里搅拌几分钟，一杯营养丰富并能治疗关节炎的饮料就做好了。

（4）绿茶：这种温和的收敛性茶含有非常丰富的抗氧化剂——茶多酚，研究显示，绿茶可以有效缓解风湿性关节炎。在一项研究中，科学家诱导小鼠罹患关节炎之后再进行治疗，结果显示，绿茶可以使关节疼痛的发生比例减少 50%。冲绿茶时，时间过短，有益物质无法充分溶出；时间太长，茶则容易变苦。因此，用沸水冲泡 3～5 分钟最为适宜。一些科学家还指出，袋泡茶可能比普通茶效

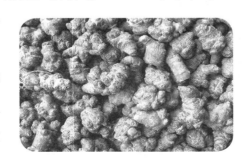

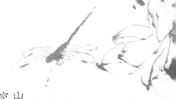

果更好，因为茶叶被磨碎后，更有利于营养物质的溶出。

（5）奶酪：所有品种的奶酪中都含有非常丰富的钙质，对骨骼、肌肉和关节组织有良好的保护作用。此外，奶酪也是维生素 B_6 和叶酸的重要来源。把硬奶酪切成片放入锅中和菜一起炖，或者用软奶酪来拌沙拉都是不错的选择。

3. 银屑病性关节炎患者的禁忌食物

谷大妈：银屑病性关节炎的患者不宜吃哪些食物？

英萍医生：银屑病性关节炎的患者禁食咸鱼、白酒、红花等食物。

咸鱼属于厚味的食物，容易造成水钠潴留，引起血压水平的增高，从而可诱发一些高血压的并发症，如肾功能不全。但是，不是说所有鱼都不可以吃，可以选吃新鲜的淡水鱼。白酒对血管具有很强的刺激性，可造成血管扩张，增快心率，对于有心脏病变的人群，可促进心力衰竭的诱发，是绝对避免饮用的。红花具有活血化瘀的作用，对于本病而言可能会降低外周血管压力。

谷大妈：听说银屑病性关节炎患者禁食"发物"，"发物"有哪些？

英萍医生：一般具有辛、甘之味，温热之性的食物，即是"发物"，如具有辛热燥烈之性、易动火伤津的白酒、生姜、生葱、芫荽、辣椒、韭菜、花椒、大料、胡椒、孜然、茴

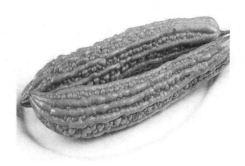

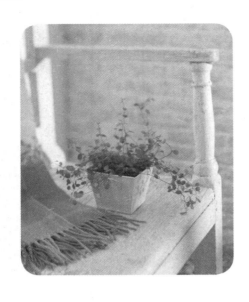

香、桂皮、芥末、羊肉、狗肉及煎炒油炸之物；具升阳散发之性、易动风发越的海鱼、虾、蟹、贝类等都属发物。一般认为与银屑病有关的发物，主要是鱼虾、白酒、辛辣食物、烧烤、火锅、羊肉等。历代医家对发物也有不同的认识。《本草纲目》载："羊肉大热，热病及天行病、疟疾后，食之必发热致危。"《医学心传全书》称："毒病忌海鲜、鸡、虾发物。"《随息居饮食谱》称：鹅"动风发疮"；鸡"多食生热、动风"；胡椒"动火"。《证治要诀·丹毒》谓："有人一生不可食鸡肉及獐鱼动风等物，才食则丹随发。"

谷大妈：银屑病性关节炎的患者所有"发物"都不能吃吗？

英萍医生：银屑病患者可适当吃"发物"，《素问·至真要大论》云："其在皮者，汗而发之。"目前使用发散药治疗银屑病的报道越来越多，既然"发物"也具辛、甘之味，温热之性，"发物"当然也有直接疏散外邪之功，或有间接助热外达之力。因此，应该鼓励患者适当吃些"发物"。然而某些医者仍继续将"发物"视为银屑病的饮食禁忌，这与临床治则相悖，也是违背因势利导、就近祛邪的治法。即使临床治愈的患者体内也会不断产生邪气，平时的"寒邪"也需要饮食辛温"发物"来疏散。若以忌食"发物"达到的临床治愈，不能算作治疗成功的标志，因为患者一旦吃了"发物"就可能出现皮损。可以说能食"发物"是银屑病治疗到达最终成功必须要过的一关，不能吃"发物"的治疗结果是不可靠的。可食用的发物如下。

（1）生姜：生姜辛散温通，能发汗解表，温中止呕，能助药力，更多是作为辅助之品。用于风寒感冒，可单煎或配葱白煎服，与桂枝、羌活等同用，可增强发汗解表之力。用于脾胃虚寒，胃脘冷痛、呕吐者，可收祛寒止痛止呕之效。研究发现生姜含挥发油、姜辣素，生姜提取液能兴奋血管运动中枢，并能促进血液循环，生姜挥发油也能加快血液循环。身体虚寒的人经常吃生姜有助于改善循环状况，全身会感觉温热。生姜能促进消化液分泌，有抗炎作用。生姜不仅在治病时可助药力，而且在病愈后，食用生姜能起到巩固疗效的作用，适当食生姜也能驻颜长寿。《论语》有"每食不撤姜"的记载。宋代大文学家苏东坡曾记述："昔监郡钱塘，游净慈寺，众中有僧，号称药王，年80余，颜如渥丹，目光炯然。……自言服生姜40年，故不老"（《东坡养生集》）。宋代学者王安石《字说》中称"姜能强御百邪"。一般秋冬季每天可食生姜30片左右，生姜助火伤阴，如不上火、不牙痛，也可多食至50片，日用量可加到500g以上；春夏季的量以每天微汗为度。此外，生姜解鱼蟹毒。

（2）生葱：葱白辛温不烈，发汗不峻，散寒通阳，药力较弱，《用药心法》载："通阳气，发散风邪。"生葱含挥发油，油中主要成分为蒜素等成分，患者可以每天适当地吃几棵大

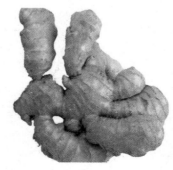

葱。可将油烧热浇在切细的葱丝上，再与其他菜凉拌吃，不仅可口，而且可以预防感冒。也可作为麻黄、桂枝、羌活等辅佐药，以增强发汗解表之功。此外，葱白兼有解毒散结之功。

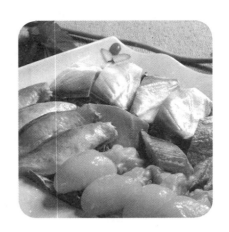

（3）鱼类：鱼类脂肪含量低，是蛋白质、核酸、多种生物元素的"储藏室"；其中的鱼油富含多烯脂肪酸，还可作为银屑病的一种替代疗法，患者应适当地吃一些鱼类。当然，如果个别患者是过敏体质，对某些海鲜过敏，食用后会加重病情，如鳖、螃蟹等，这类患者则应适当忌食。

（4）羊肉汤：长期热服羊肉汤，可起到巩固疗效、预防银屑病复发的作用。羊肉汤中的羊肉为血肉有情之品，可补益精血；羊汤能温暖脾胃、温通促汗；汤中调料如生姜、香菜、葱花、胡椒等辛香之品，与热汤配合可开腠理、散寒邪。但应注意，一定要保证羊肉汤的质量，并要趁热喝，汤中的辛香佐料要适当多放些，旨在保持"全身均匀微汗"。在银屑病肌表郁闭较重时，喝羊肉汤会出现皮损加重，若出现这类情况，就需要先

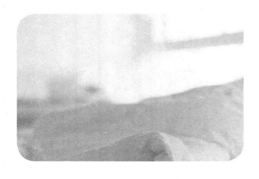

开腠理，可先使用刮痧治疗（风池、风府），再服用羊肉汤，客观上起到了"先开表后温通"的作用。古人称羊为火畜，仲景指出"有宿热者不可食之"，若出现咽喉、

牙龈肿痛等症者，应注意暂时慎用羊肉汤。

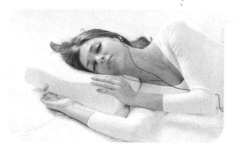

（5）温白酒：中医有酒为"百药之长"之说，温酒可以助汗，有助于银屑病的治疗。《千金翼方》载："酒……主行药势，杀百邪恶气。"饮酒的量应根据每个人的具体情况适量而饮，一般每天可饮 1～2 两，最多的喝到 5 两。少量饮温酒，保持温通发散，可让体内积攒的寒气快速地排出体外。过量饮酒或冷饮白酒脾胃运化不及，则化为水湿，不仅无治疗之功，而成为致病之邪，会使部分患者的症状加重或复发；使患者食欲下降，饮食减少，以致发生多种营养素缺乏症，严重时还会造成酒精性肝硬化、酒精中毒等；也会增加患高血压、中风等疾病的危险。因此，银屑病患者饮酒要适量，平时不饮酒者，尽量不再喝酒。

此外，其他辛辣刺激性"发物"应因人而异。辛辣刺激性"发物"对有些患者存在有副作用，尤其在疾病的进展期，对于引起皮损加重患者应忌食。当然，在一些习惯食用辛辣食物的地区，忌口会给患者带来饮食的不快，反而对疾病不利，这时就要避重就轻，酌情处理。

4. 银屑病性关节炎患者的饮食注意事项

谷大妈：在饮食方面还应该注意些什么？

英萍医生：饮食要合理化，不挑食、不偏食。忌烟，忌酒。可多食豆类、粗粮、新鲜蔬菜，水果等低脂肪、富含维生素的食品，如鱼、肉、蛋、牛奶等。多吃新鲜的水果、蔬菜，如苹果、梨、香蕉、橙子、豆腐、苦瓜等；应少吃或不吃辛辣刺激性食物，如辣椒、椒、姜、葱、蒜等；少吃或不吃油炸香燥食物，如油条、油饼、五香食品等；少吃或不吃鱼腥"发物"，如鲫鱼、牛肉、狗肉、狼肉、驴肉、骆驼肉、羊肉、鸡鸭肉、鸟肉及其汤，还有各类海鲜如各种鱼类（包括鳖等）、螃蟹、虾等。

5. 银屑病性关节炎患者的食疗

谷大妈：能介绍一下针对银屑病性关节炎的食疗吗？

英萍医生：下面我简单介绍以下几种。

（1）丝瓜竹叶粥：丝瓜100g，淡竹叶20g，薏苡仁60g。先将丝瓜洗净，连皮切片，与淡竹叶加水适量共煎取汁备用。再将薏苡仁加水煮粥，待粥成时加入药汁。随意服用，每日1剂。有健脾祛湿，清热通络的功效。适用于膝关节炎，证属风湿痹阻而热邪偏胜者。

（2）三七丹参粥：三七10～15g，丹参15～20g，鸡血藤30g。洗净，加入适量清水煎煮取浓汁，再把粳米300g加水煮粥，待粥将成时加入药汁，共煮片刻即成。每次随意食用，每日1剂。有活血化瘀，通络止痛的功效。适用于瘀血内阻、经脉不利的关节疼痛。

（3）防风葱白粥：防风12g，葱白两根，粳米60g。先将葱白洗净、切碎，加适量清水，小火煎取药汁备用，再取粳米60g加水煮粥，待粥将熟时加入药汁熬成稀粥即成。每

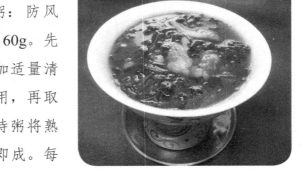

日1剂，作早餐用。有祛风解表，除湿止痛的功效。适用于膝关节炎，证属风湿痹阻者。

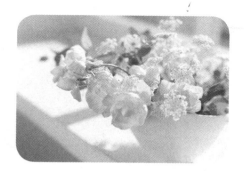

（4）桃仁薏仁粥：桃仁10g，薏苡仁30g，粳米100g。将桃仁洗净，捣烂如泥，加水研去渣，与薏苡仁、粳米同煮为粥。随意服用，每日1剂。有益气活血，通利关节的功效。适用于膝关节骨关节炎，证属气虚血瘀、阻滞关节者。

（5）葛根赤小豆粥：葛根15g，赤小豆20g，粳米50g。将葛根水煎去渣取汁，与赤小豆、粳米共煮成粥。温热服食，每日1剂。有通经活络、理气化湿的功效。适用于颈椎病颈项僵硬者。

（6）红油豆腐：胡萝卜50g，豆腐400g，把胡萝卜切成方形的丁，开水焯过，另用麻油30ml烧开，入红花，关火。待凉后捞去残渣，淋于豆腐之上，加入适当调料即可。本菜具有活血化瘀、和中健脾作用，适用于久病入络，瘀血阻滞证者。

（7）凉拌苦瓜：苦瓜200g，洗净去瓤，切丝焯过，加麻油适量，味精、盐各少许，拌匀即可。本菜具清热泻火之功，适于血热风燥证者。

（8）凉拌肉皮冻：猪肉皮200g，洗净，刮去肥油，加水500ml，微火炖1.5小时以上，纳入胡萝卜丁、青豆丁、豆腐干丁及适当调味品，待凉成冻，切块食用。本菜具有滋阴和阳、柔润肌肤之功效，适于血虚风燥证患者。

6. 缓解关节疼痛的药膳

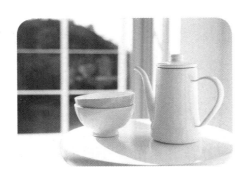

谷大妈：银屑病性关节炎患者关节疼痛明显时，药膳能否缓解？

英萍医生：当关节疼痛明显时，可酌情应用虫类药，如地龙、乌梢蛇等可祛风通络，通利关节。风盛鳞屑多而痒者可加白鲜皮、地肤子、刺蒺藜、苦参等。病在上肢者可加桑枝、姜黄，病在下肢者可加牛膝。治疗中可应用藤类药物，因其具有通络的作用，故对关节病变有一定的疗效，如青风藤、海风藤等。

7. 提高免疫功能的药膳

谷大妈：听说银屑病性关节炎与免疫异常有关，哪种药膳能提高免疫功能？

英萍医生：一般认为银屑病性关节炎患者免疫功能减低，故临症中可加用金银花、当归、甘草等增强免疫；生地、甘草有促肾上腺皮质激素样作用，抑制非特异性炎症产生；白花蛇舌草、山慈菇、鹿衔草有调节免疫功能的作用；白芍所含芍药苷可解痉镇痛，从而起到有效的治疗作用。

8. 脱屑症状的饮食预防

谷大妈：银屑病性关节炎患者容易大量脱屑，在饮食方面应注意哪些？

英萍医生：由于患者每天都有大量脱屑，造成蛋白质严重流失，且咽部充血、吞咽困难，影响进食，严重时可导致低蛋白血症，水电解质紊乱。应积极鼓励患者少食多餐，进食高维生素、高蛋白、营养丰富易消化的食物及新鲜蔬菜、水果，以满足机体需要，防止低蛋白血症的发生。少吃牛羊肉，忌食辛辣和海鲜等易引起过敏的食物。勿饮酒、吸烟，以免加重皮肤瘙痒。

9. 银屑病性关节炎患者的适宜水果和蔬菜

谷大妈：哪些水果和蔬菜对银屑病性关节炎有好处？

英萍医生：木瓜和薏苡仁对本病的调养均有益，下面我具体介绍一下。

①木瓜：味酸、涩，性温，入肝脾经，有祛风通络，平肝和胃之功。《随息居饮食谱》说："木瓜酸干，调气、和胃、养肝、消胀、舒筋、息风去湿"；《新编中医学概要》说："木瓜主治脚气、湿痹、关节不利。"药理学证明：木瓜具有抗炎、抗风湿的作用，水煎剂对小白鼠蛋白性炎有明显消肿作用，经常作为祛风方的主药。

②薏苡仁：又名薏米、苡仁，味甘、淡，性微寒，入脾、肾、肺经，具有利水渗湿、健脾止泻、清热除痹之功。《本草纲目》说它能"健脾益胃、补肺清热、祛风胜湿"，《新编中医学概要》

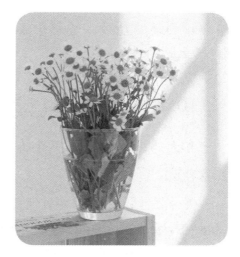

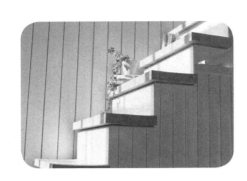

说："苡仁淡渗利湿，健脾止泻，舒筋排脓"；《神农本草经》说它"主筋急拘挛，不可屈伸，风湿痹"。它在食疗中应用较为广泛，常用作补脾方、清热方、祛风方的主药，现代医学研究发现薏苡仁含有蛋白质、淀粉、糖类、脂肪油等，其中，丰富的脂肪油可能与其良好的食疗价值有关。药理学证明薏苡仁具有解热、镇静、镇痛、抑制骨骼肌收缩的作用。

木瓜、薏苡仁均有祛风湿、通经络、舒筋骨，止痹之功，二药同用，其效益彰，有养肝舒筋，利湿消肿，和胃消胀之功。对下肢踝、膝关节痛，筋脉不舒，湿痹重者，常食有较好疗效，将其作为主食，既可以为病人提供必需的热能需求，又可以利用其食疗价值，达到治疗目的，是风湿性关节炎病的理想主食。

③冬瓜薏仁汤：冬瓜500g，薏苡仁50g，盐少许。将冬瓜洗净去籽，连皮切片，与薏苡仁共入锅内，加适量水，小火煮至冬瓜烂熟为度，加食盐调味。每日1剂，随意食之。有健脾、清热、利湿的功效。适用于膝关节骨关节炎，证属湿热内蕴而湿邪偏盛者。

10. 银屑病性关节炎患者饮食的季节性选择

谷大妈：对于银屑病性关节炎患者不同季节在饮食方面应注意什么？

英萍医生：对于银屑病性关节炎患者，冬季要慎食"发物"，《素问·四气调神大论篇》云："春夏养阳，秋冬养阴"，这为四季养生提供了总的原则。《黄帝内经》明确指出冬季"养阴"即"勿扰乎阳……必待日光……无泄皮肤"。冬季"养阴"即是"养藏",冬季主藏也是中医界的共识。具体到冬季养生,针对寒冷的气候,中国人冬喜"温补",民谚有"冬令进补,春来打虎",北方人有"立冬"吃羊肉饺子的习俗。养生是人类修养的最高要求,但很多疾病却不能完全顺应于自然。比如冬季养生需要"藏",而银屑病的病机是内热疏泄不及,需要适度开泄。

自然界"冬藏"是大趋势,在寒冷的冬季机体会处于肌表郁闭的无汗状态,这也正是银屑病大部分在冬季会加重的原因。银屑病患者在冬季吃"发物"多数情况下也会"发之不开",这部分患者冬季应慎食"发物"。银屑病患者能否吃"发物",要看皮损的变化,冬季吃"发物"后若皮损增厚和有新增皮损,这说明腠理开泄不及,应该暂时停食"发物";通过适度运动、增加保暖等措施,使得腠理适度开泄,冬季吃"发物"后皮损不再加重反而减轻时,便可以继续吃发物。银屑病患者经过治疗,到了冬天进食"发物"依然不会复发,便说明了治疗的成功;反之,如果治疗结束还是不敢进食"发物",甚至连炎热的夏季也不敢吃"发物",应当说是治疗还不到位,离治疗的最终目的地,还有很长的路要走。

此外,腠理开泄不及的问题在夏季就很少出现,这也正是很多寻常型银屑病患者在夏季可以自然减轻的原因。夏季服食"发物"后,会以增强散热为主导,很容易"发之开",

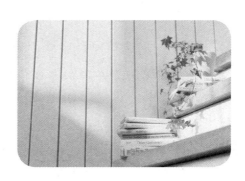

故冬季加重的银屑病患者夏季不存在忌食"发物"的问题。这部分患者在夏季服食"发物"，恰可起到"冬病夏治"的作用。总之，治疗的最终目标不应该是一触"发物"即发，应该是顺利过渡到养生，这其中自然包括冬令进补在内。

11. 缓解患者皮肤瘙痒的食物

谷大妈：针对银屑病皮肤瘙痒的患者，哪些饮食可以缓解症状？

英萍医生：海带排骨汤效果较好，银屑病患者将排骨配以海带炖食，可为患全身性或以四肢为主的局部性皮肤瘙痒患者解除痛苦。

原料：猪排骨400g，海带150g，葱段、姜片、精盐、黄酒、香油各适量。

制法：将海带浸泡后，放笼屉内蒸约半小时，取出再用清水浸泡4小时，彻底泡发后，洗净控水，切成长方块；排骨洗净，用刀顺骨切开，横剁成约4cm的段，入沸水锅中煮一下，捞出用温水泡洗干净。净锅内加入1kg清水，放入排骨、葱段、姜片、黄酒，用旺火烧沸，撇去浮沫，再用中火焖烧约20分钟，倒入海带块，再用旺火烧沸10分钟，拣去姜片、葱段，加精盐调味，淋入香油即成。

特点：此汤菜肉烂脱骨，海带滑烂。整菜味美，汤鲜。

功效：《本经逢源》提到猪肉具有"精者补肝益血"的功效。

第六讲　导引运动治疗银屑病性关节炎

1. 导引运动的效果

谷大妈：我听说导引运动对银屑病性关节炎的康复效果不错，能介绍一下吗？

英萍医生：导引运动在本病的调养与康复过程中应用广泛，且效果较好。

（1）我国传统医学中的导引运动疗法在中医基础理论的指导下源远流长，形式丰富。太极拳、五禽戏、八段锦和易筋经等为代表的传统健身功法通过姿势的变化、呼吸的调节、意念的运用等来调节和增强人体各部分的功能，诱导和激发人体内在潜力。对多个系统疾病有明确的干预效果，不仅从生理方面改善和提高人体的功能，也能改善患者的不良心理状态，消除负面情绪，对人体身心健康都有益处。有大量的研究显示，传统健身功法在运动系统、循环系统、神经系统、心理调节等多方面的临床疾病中有明确和良好的作用。

（2）目前导引运动疗法被认为是康复医学中重要的技术之一。运动疗法是关节炎患者康复治疗的重要组成部分，在增强肌肉力量、提高关节的活动度、改善功能等方面发挥了至关重要的作用。在以往的认识中，人们普遍认为关节炎患者不宜做运动，唯恐运动会加重关节损伤。现在的观点是，关节疼

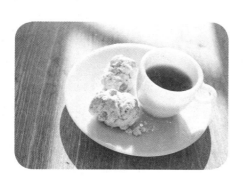

痛的症状通过物理疗法得到缓解后，就要及早进行适当的功能锻炼，以强化骨骼和软骨组织、增强关节周围的肌肉力量、增加关节的活动范围，功能锻炼不仅能起到治疗作用，更重要的是能达到预防的效果。研究表明，患者通过治疗性的锻炼可提高活动能力和起到缓解疼痛的效果而并不加重症状。美国风湿病协会建议症状性下肢关节炎的患者应参加一项包括有氧和强化锻炼在内的运动治疗计划。

（3）中华导引运动通过轻柔舒缓的肢体动作抻筋拔骨、活利关节，进而"以形领气"，以肢体的动作调动气机，气机又推动血行，调节脏腑功能，有针对性地对经络、腧穴进行牵拉、刺激，起到强身祛病的作用。如马王堆汉墓出土的帛画《导引图》中，特定术势旁标注的"引头风""引温病""引腰痛""引背痛""引膝痛"等文字，就反映了人们通过锻炼有目的的防治疾病的情况。另外，中华导引运动强度低、节奏慢、时间长，经国内外科学实验证明，其是一项具有改善内脏功能、提高肌力和反应速度、增强免疫力等一系列积极效用的有氧运动。中华导引运动讲究"调心"，强调肢体松柔的同时心情放松，意念贯注，"绵绵若存，似守非守，有如清溪淡流"。在这样愉悦自然、安静祥和的心理状态下进行锻炼，可直接作用于中枢神经系统和自主神经系统，缓冲不良情绪对大脑的刺激，降低大脑的应激性反应，从而维持人体内环境的相对稳定，改善人体的健康状况。正体现了《黄帝内经·上古天真论》的"恬淡虚无，真

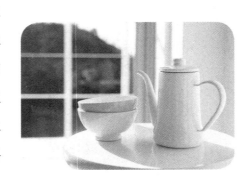

气从之，精神内守，病安从来。"中华导引运动在一招一式、一呼一吸之间融入了形神兼养的健康观念和防病于未然的前瞻意识，动静相生，强壮身心，祛病延年。于是，有学者将中

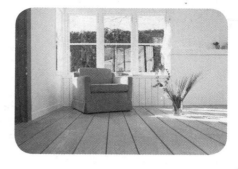

华导引术称为"不生病的智慧"，恰如其分地说明了其"治未病"的深刻内涵。

2. 气功疗法

谷大妈：气功疗法对于预防和治疗银屑病性关节炎的作用如何？

英萍医生：气功是基于中华传统文化的人体生命整体观，通过调心、调息、调身的锻炼，改善自身的健康状况，开发人体潜能，使心身臻于高度和谐的技能。同体育锻炼一样，健身气功以肢体运动作为基本手段，要求本人直接参与其中的特性决定了它与体育锻炼同样具备健身功能。因此，健身气功不仅包含着形体的健康，还包含着心理健康。

与单一的关节运动相较，健身气功的健身特点显现其优越性：健身气功以人体整体观作为传统理论基础，要求锻炼过程中精神与肉体相统一。《淮南子·原道训》说："夫形者，生之舍也；气者，生之充也；神者，生之制也。"也就是形、气、神三者的合理搭配，进行调身、调息、调心三调合一，内外兼修，形神共养，动静结合的综合锻炼。运动康复疗法正是缺乏这一点的关注，单一关节运动忽略了整体的重要性，忽略了患者自

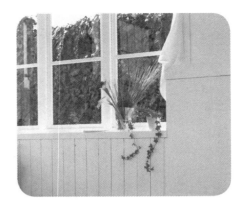

主地、内因地运用意识对调节和改善人整体状态的重要性。该特性的存在可全面性、综合性地对患者因患病所致的功能障碍、脏腑失调、消极情绪和生活质量等问题产生影响。

运动柔和缓慢，可根据本体感觉调节身体韵律。使肢体动作随意而导，遵循不拘不僵、轻松自如、舒展大方、轻飘徐缓的外在要求，配合细、匀、深、长的腹式呼吸（初练者可采用自然呼吸），引导意念放松、平和，用意不可太过，似有似无即可。如此的运动规律有效地避免因运动负荷过大引起的儿茶酚胺和促肾上腺皮质激素分泌过多，从而导致免疫功能下降，并根据患者的承受能力调节练功幅度，减少运动摩擦带来的关节磨损。

周身放松、自然呼吸、宁神安内等练功要求，对人体因长期受病造成的消极情绪产生影响。缺乏良好心理辅导的情况下，就会引起患者的内环境失衡，对疾病的施治增加了难度。而习练健身气功时，指导患者的理念便是"恬淡虚无，真气从之，精神内守，病安从来"（《素问·上古天真论》）。其具有情绪调节作用，可使中枢神经及自主神经系统直接接收到信号，使消极情绪通过大脑的刺激得到缓冲，降低大脑的应激性反应。人体内环境相对稳定，达到抵御外邪，祛病强身，内敛心神，五脏得安。

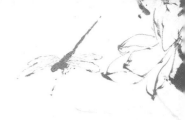

3. 太极拳

谷大妈：听说打太极拳可以预防并缓解银屑病性关节炎，可信吗？

英萍医生：可信，太极拳是一种轻柔徐缓、以柔为主、柔中寓刚的健身运动，它集武术、中国传统养生、中医学、经络学等相关理论与实践于一体。邓小平同志曾经赞誉"太极拳好"，不仅因为太极拳是中国文化的杰出代表，更是因它无与伦比的健身功效。发展至今，练习太极拳的人数已达到亿万人之多，毫不夸张地说，太极拳已成为"世界第一健身品牌"。国内外大量的实验报告和临床研究表明太极拳对人体的神经系统、循环系统、呼吸系统、消化系统、运动系统（关节、骨骼、肌肉）、生殖系统、内分泌系统、免疫系统均有良好的调节作用。长期坚持练习太极拳，能达到祛病健身、修身养性、延年益寿的目的。研究还指出，太极拳运动无论是从运动特征，还是运动强度都特别适合中老年人群体，能有效防治中老年人的慢性疾病，对增强肢体关节功能起着重要作用。

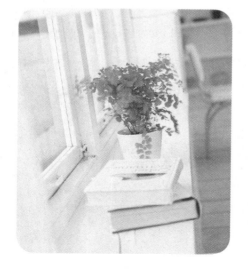

关节炎的临床主要症状是疼痛和功能活动障碍，太极拳运动对关节炎患者的疼痛改善有明显作用，与功能锻炼相比效果更明显。原因主要有两方面：其一，疼痛本就是患者自我的主观感受，并受多方面因

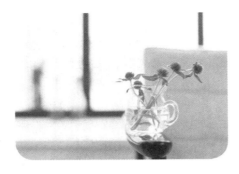

素影响，其中患者心理层面的因素有非常重要的主导作用。患者发病后长期的精神紧张、睡眠质量不好、焦虑会提高患者的疼痛阈值，对疼痛的感受也就更加敏感。太极拳在缓解心理压力，降低焦虑、抑郁水平，提高心理应激能力的作用已广泛被学者所证明，太极拳在缓解关节炎患者焦虑状态方面有显著性效果。因此，患者对疼痛的感受程度也随之下降。其二，太极拳干预动作以陈氏太极拳为主，其拳法特点为大脑支配下的意气运动；身肢放长的弹性运动；顺缠逆缠的螺旋运动；上下相随的虚实运动；刚柔相济的快慢运动。其中"缠丝劲"是陈氏太极拳独特的运动方式，从解剖学上就是旋内、旋外动作相结合，在练习太极拳动作的过程中，通过腰脊带动肢体的螺旋牵拉、拧转达到节节贯穿的功效，可使血液循环加速，心脏舒张期下腔静脉回心血量增加，减少肩关节处瘀血滞留，防止润滑关节面的骨液分泌衰退，同时有利于各能量物质顺畅地运送到组织器官，从而保证机体活力，促进神经和体液调节、缓解微循环障碍，另一方面全身骨骼肌运动可加速血液、淋巴液回流，从而有利于肩关节炎症和水肿的消退，解除肌肉痉挛和疼痛症状。

谷大妈：怎样打太极拳才能预防并缓解银屑病性关节炎，有什么具体要求吗？

英萍医生：太极拳关注整套动作的"中正安舒、柔和缓慢；动作弧形、圆活不滞；松紧结合、连贯协调；轻灵沉着、动静相兼；

虚实分明、刚柔相济；神与形合，气寓其中"，同时配合呼吸吐纳、心理调节，全面改善人体功能。太极拳是"自顶至足，内有脏腑筋骨，外有肌肤皮肉，四肢百骸相连而为一者"的整体运动，练习时要求关节肌肉的连贯完整，而陈氏太极拳更是把这些拳法特点表现得淋漓尽致，要求"浑身俱是缠丝法，里外缠，左右缠，上下缠，顺逆缠，大小缠，皆是随动而发，有左必右，有前必后，而以一顺合者；亦有用反背劲而往背面合者，各因其势之如何而以自然整体劲运之"。练拳时通过多方向、多关节、多肌群的整体运动促使人体肌肉骨骼系统运动能力加强，各肌群和肌纤维柔韧而富有弹性。关节囊和关节韧带在肌肉的上下、左右、内外牵拉运动中得到良好的锻炼，不仅加强了关节的稳固性、柔韧性和灵活性，而且也为关节起到很好的保护固定作用，关节周围主动肌、辅助肌、拮抗肌共同得到锻炼，防止关节在之后的运动中再次受伤。根据太极拳的技法特点"虚灵顶劲竖项，沉肩坠肘坐腕，含胸拔背实腹"，需要颈部、肩部、背部的自然放松下沉，始终保持松静的状态和感觉。

　　研究发现，十二式杨氏太极拳可减缓关节疼痛，改善关节炎患者临床症状。波士顿新英格兰医疗中心的一项研究报道通过 12 周的太极拳锻炼，对于减轻老年人的关节炎症状也是有利的，患者的行动能力、关节功能和相关的健康指标明显改善。张长尧等对 320 例关节疼痛患者进行康复研究，发现太极拳的干预方法，对关节病患者的治疗与康复有明显效果，

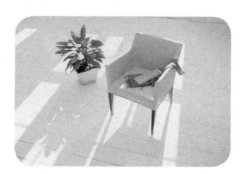

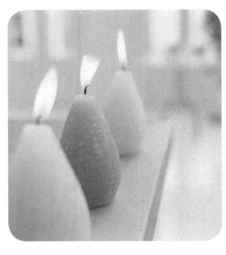

尤其是对轻、中度关节疼痛的缓解起到事半功倍的效果。国际卫生组织（WHO）认为"健康不只是没有身体上的疾病和虚弱状态，而是躯体、心理和社会适应都应处于完满状态。"太极拳主张以内为主，以外为辅；以意为主，以力为辅；以气为主，以劲为辅；以神为主，以形为辅，长期进行太极拳练习不仅可以直接促进身体健康，还可以有效缓解心理压力，降低焦虑、抑郁水平，提高心理应激能力，促进人际关系和谐，间接增进人体健康，产生健身、健心的双重功效。

二十四式简化陈氏太极拳的特点如下。

（1）套路动作中，以螺旋缠丝为核心，由内及外的圆弧运动。在各动作之间的衔接，不可有明显的停顿和断续处。知晓"转换""折叠"等，是一种劲力的顿挫变换和动作衔接方式，而不是动作的停顿和断续。

（2）运动中腰为主宰，以身带臂，腰是上体和下体转动的关键。对全身动作的变化，对调身型重心的稳定，推动劲力运行，都起着主要作用。拳论明示："掌、腕、肘和肩、背、腰、胯、膝、脚，周身九节劲，节节腰中发"。陈氏太极拳的每个动作，起承开合，处处无不体现以腰为主宰的运动特点。

（3）28式虽为简化短拳，但注重协调对称，圆融灵活。编排上下左右对称，前进中必有后撑，体现对拉拔长，屈中求直的动作意向。开中有合，合中有开，周身协调一致。显示出刚柔相济，快慢相间，前后贯串，圆融灵活，刚柔连贯的特点。

（4）陈氏太极拳的呼吸，是在动作的开合、虚实的变化基础上进行的。一般规律是蓄收起屈时吸气，发放落升时呼气。动作是在意识的支配下进行的，练拳时一举一动均要运用意念，不用拙力。用意念导引内气运行，可使气血周流全身，疏通经络，平衡阴阳，获得强身健体。因此陈氏太极拳要求：意念呼吸，以意领动，以意行气，以气运身，意到气到，气到劲到。久练之后，可内外合一，呼吸随势，意气势合。

（5）练好陈氏太极拳，首先要分明虚与实，虚实分明，稳健轻灵是陈氏太极拳对两腿进退转换的要求。在练拳过程中，承受全部或大部体重的腿为实，另一腿为虚。只有做到虚实分明动作才稳健灵活，进退转换自如。步法变换时要注意腿部移动的先后主次，脚的起落方法和方向，并且做到起脚轻，落脚稳。进退时虚腿要自然松垂向实腿靠拢，然后再出腿，这是保持步法轻灵稳定的关键。

（6）练好陈氏太极拳，要做到十要、六个标准，下面将十要、六个标准提供给深造者参考。

太极拳十要：虚领顶劲，含胸拔背，松腰沉胯，虚实分明，沉肩坠肘，用意不用力，上下相随，内外相合，相连不断，动中求静，乃为太极拳相生相克。

太极拳的六个标准：外形正；内劲通；功力强；神韵现；

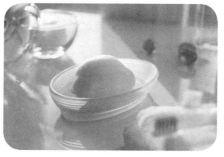

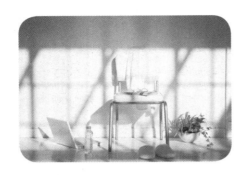

拳理明；用法精。

（7）练好陈氏太极拳要精益求精，勤学苦练。精益求精就是要求脚踏实地，一丝不苟，从理论到技法，从功夫到套路仔细推敲，苦练不辍，先求架势，再求精气神，后求功夫，做到"冬练三九""夏练三伏"，勤学苦练，坚持长期有恒，不间断地练习。功夫的长进是从"一苦、二严、三勤、四恒"中获得太极拳的最高境界。

4. 八段锦

谷大妈：我听说练习八段锦对本病效果挺好，能介绍一下吗？

英萍医生：主要有以下几个方面。

八段锦能增强肌肉力量、提高关节灵活性和平衡能力。长期进行八段锦锻炼可以增强老年人下肢及腰腹部的肌肉力量，改善老年人在前后方向上对机体平衡的控制能力，提高老年人步态稳定性，进而提高老年人动静态平衡能力。八段锦结合平衡功能训练能提高他们的三级立位平衡、平衡能力，较单独的平衡训练效果好，有利于患者的早日恢复步行能力。李亚红的研究认为，八段锦中能有效提高老年人平衡能力的动作主要是"背后七颠百病消""左右开弓似射雕"和"摇头摆尾去心火"三式动作，这些动作中的两脚脚尖支撑阶段对提高平衡能力很有作用。翟凤鸣等研究显示，八段锦练习后老年人的肺活量、握力、下肢平衡能力显著改善。

八段锦对肌肉关节劳损和骨性关节病的康复很有帮助，在改善症状、提高生活质量的同时还能延缓疾病进展、防止复发。对颈椎病、肩周炎、肩部肌筋膜疼痛综合征、腰椎间盘突出症、慢性腰肌劳损、强直性脊柱炎、骨性关节炎等疾病都有辅助治疗作用。

谷大妈：练习八段锦的注意事项有哪些？

英萍医生：主要有以下几个方面。

八段锦的练习包括姿势、呼吸、意念三大内容，也是气功"调身""调息""调心"三调合一的反映。国家体育总局在《健身气功管理暂行办法》中对"健身气功"进行了概念界定："健身气功是以自身形体活动、呼吸吐纳、心理调节相结合为主要运动形式的民族传统体育项目。"

"调身"即姿势协调、舒适自然的身体运动。八段锦的动作要领是"柔和缓慢，圆活连贯；松紧结合，动静相兼；神与形合，气寓其中"。柔和，是指动作的自然舒展。缓慢，是指动作虚实分明，重心平稳。圆活，是指动作路线呈光滑弧线，带有弧形，不直来直往，符合人体各关节自然弯曲的状态。以腰脊为轴带动四肢运动，上下相随，节节贯穿。连贯，是要求动作顺势而为，虚实变化及姿势转接无停顿断续之处，如行云流水一般。松紧结合的"松"要求身体放松而不懈怠，意念自然而不散漫；"紧"要求肌肉缓慢而持续的用力，卸去拙力，运用内劲，意识上也做到"似守非守，绵绵若存"。动静相兼是指运

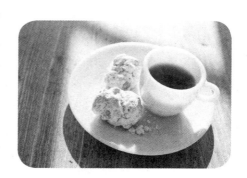

动中有短暂的停顿，停顿时有持续的用力。八段锦属于小强度有氧运动，练习过程中心率呈现间断上升下降的变化规律，体现了动静相间的动作特点，其中在"摇头摆尾去心火"一式中心率达到最高，在收势时已降到低于安静状态的心率。所谓"神与形合"是指动作到哪意念到哪，配合眼神也到哪，无杂念阻碍，进而真气能在体内顺畅运行，达到气寓其中。

"调息"即调整呼吸。八段锦根据其运动特点采用的是逆腹式呼吸，吸气时膈肌上升凹腹隆胸，呼气时膈肌下降凸腹陷胸，中间穿插短暂性的屏气。动作的开为吸，合为呼；提为吸，落为呼。呼吸要求均匀、细慢、深长。

"调心"即调节心神。放松入静，排除杂念。开始练习时，可关注呼吸，随着呼吸的自然流畅，意念可配合动作进行，意所到动作所及。由此达到心神宁静，情绪平稳。

5. 五禽戏

谷大妈：听说五禽戏也是中医导引运动的一种，什么是五禽戏，您觉得五禽戏的治疗效果怎么样？

英萍医生：五禽戏，就是指模仿虎、鹿、熊、猿、鸟五种禽兽的游戏动作，组编而成的一套锻炼身体的功法。五禽戏属古代导引术之一，它要求意守、调息和动形谐调配合。意守可以使精神宁静，神静则可以培育真气；调息可以行气，通调经脉；动形可以强筋骨、

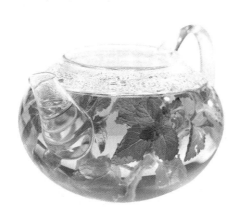

利关节，故对类风湿关节炎的康复颇有益处。由于是模仿五种禽兽的动作，所以意守的部位有所不同，动作也各有特色，所起的作用也有所区别。虎戏即模仿虎的形象，取其神气、善用爪力和摇首摆尾，鼓荡周身的动作，要求意守命门。命门乃元阳之所居，精血之海，元气之根，水火之宅。意守此

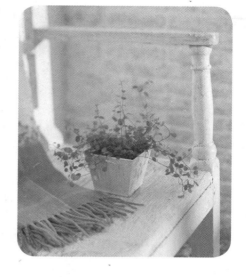

处，有益肾强腰，壮骨生髓的作用，可以通督脉，祛风邪。鹿戏即模仿鹿的形象，取其长寿而性灵，善运尾闾。运尾闾者，就是使气沟通任、督二脉。鹿戏意守尾闾，可以引气周营于身，通经络，行血脉，舒展筋骨。熊戏即模仿熊的形象，熊体笨力大，外静而内动。要求意守中宫（脐内），以调和气血。练熊戏时，着重于内动而外静，这样，可以使头脑虚静，意气相合，真气贯通，而且具有健脾益胃之功效。猿戏即模仿猿的形象，猿机警灵活，好动无定。练猿戏就是要外练肢体的灵活性，内练抑制思想活动，达到思想清静，体轻身健的目的。猿戏要求意守脐中，以求形动而神静。鸟戏又称鹤戏，即模仿鹤的形象。鹤性活泼，柔刚相济，其动作轻翔舒展。练此戏要求意守气海，气海乃任脉之要穴，为生气之海。鹤戏可以调达气血，疏通经络，活动筋骨关节。

谷大妈：练习五禽戏应该具体注意些什么？

英萍医生：五禽戏的五种练功方法各有特点，各有侧重，

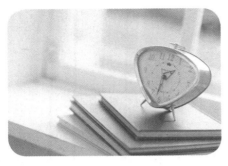

但五种功法又是一个整体。一整套五禽戏功法，如果经常练习而不间断，则会起到通经络、柔筋骨、利关节的作用。对于类风湿关节炎患者可以调养气血经脉，补益脏腑，使机体的阴阳偏颇失调逐渐趋向平衡，从而收到祛病、康复的效果。

（1）具体方法

①全身放松：练功时，首先要全身放松，情绪要轻松乐观。愉快、轻松的情绪可使气血通畅，精神振奋。全身放松可使动作不致过分僵硬、紧张。

②呼吸调匀：呼吸要平静、自然，用腹式呼吸，均匀而和缓。呼吸时口要闭合，舌尖轻抵上腭，吸气用鼻，呼气用嘴。

③专注意守：练五禽戏时，要排除杂念，精神专注，根据各戏意守要求，将意念集中于意守部位，以保证意、气相随。

④动作自然：五禽戏动作各有不同，如：熊之沉缓、猿之轻灵、虎之刚健、鹿之温驯、鸟之活泼等。练功时，应根据各戏的不同特点而进行，动作要自然舒展，不要拘谨。

（2）熊戏：身体自然直立，两脚平行分开与肩同宽，两臂自然下垂，两眼平视前方。

①右腿屈膝，身体微向左转，同时右肩向前下晃动，右臂亦随之下沉，左肩则向后外舒展，左臂微屈上提。

②左腿屈膝，身体微向右转，同时左肩向前下晃动，左臂亦随之下沉，右肩则向后外舒展，右臂微屈上提。如此反复晃动，次数不限。

（3）虎戏：脚跟靠拢成
立正姿势，两臂自然下垂，两
眼平视前方。

①左式：a.两腿屈膝下蹲，
重心移至右腿，左脚虚步，脚
掌点地，靠于右脚内踝处；同
时两掌握拳提至腰两侧，拳心
向上，眼看左前方。b.左脚向
左前方斜进一步，右脚随之跟
进半步，重心落于右腿，左脚

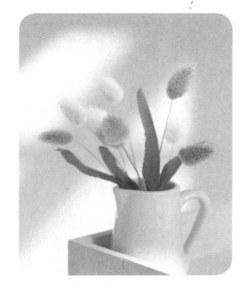

掌虚步点地；同时两拳顺胸部上抬，拳心向后抬至口前，两拳
相对翻转变掌向前推出，高与胸齐，掌心向前，眼看左手。

②右式：a.左脚向前迈进半步，右脚随之跟至左脚内踝处，
重心落于左腿，右脚掌虚步点地，两腿屈膝；同时两掌变拳撤
至腰两侧，拳心向上，眼看右前方。b.右脚向右前方斜进一步，
左脚随之跟进半步，重心落于左腿，右脚掌虚步点地；同时两
拳顺胸部上抬，拳心向后抬至口前，两拳相对翻转变掌向前推出，
高与胸齐，掌心向前，眼看右手。

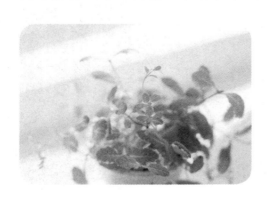

③左式：a.右脚向前迈
进半步，左脚随之跟至右脚
内踝处，重心落于右腿，左
脚掌虚步点地，两腿屈膝；
同时两掌变拳撤至腰两侧，
拳心向上，眼看左前方。b.与
②右式 b 相同。

133

如此反复左右虎扑，次数不限。

（4）猿戏：脚跟靠拢成立正姿势，两臂自然下垂，两眼平视前方。

①左式：a.两腿屈膝，左脚向前轻灵迈出；同时左手沿胸前至水平处时向前如取物样探出，将达终点时手掌撮拢成钩手，手腕自然下垂。b.右脚向前轻灵迈出，左脚随之跟至右脚内踝处，脚掌虚步点地；同时右手沿胸前至水平处时向前如取物样探出，将达终点时手掌撮拢成钩手，手腕自然下垂；同时左手收回至左肋下。c.左腿向后退步，右脚随之退至左脚内踝处，脚掌虚步点地；同时左手沿胸前至水平处时向前如取物样探出，将达终点时手掌撮拢成钩手，手腕自然下垂；同时右手收回至右肋下。

②右式：a.同①左式a，唯左右方向相反。b.同①左式b，唯左右方向相反。c.同①左式c，唯左右方向相反。

（5）鹿戏：身体自然直立，两臂自然下垂，两眼平视前方。

①左式：a.右腿屈膝，身体后坐，左腿前伸，左膝微弯，左脚虚踏；左手前伸，左臂微屈，左手掌心向右，右手置于左肘内侧，右手掌心向左。b.两臂在身前同时逆时针方向旋转，左手环绕比右手大些，同时要注意腰胯、尾闾部的逆时针方向旋转，久而久之，过渡到以腰胯、尾闾部的旋转带动两臂的旋转。

②右式：同①左式，唯

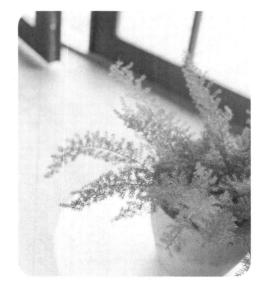

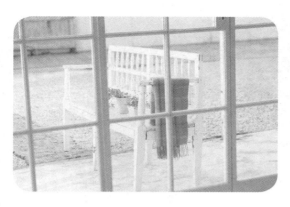

左右方向相反。

（6）鸟戏：两脚平行站立，两臂自然下垂，两眼平视前方。

①左式：a. 左脚向前迈进一步，右脚随之跟进半步，右脚尖点地；同时两臂慢慢从身前抬起，掌心向上，与肩平行，两臂向左右侧方举起，随之深吸气。b. 两脚相并，两臂自侧方下落，掌心向下，同时下蹲，两臂在膝下相交，掌心向上，随之深呼气。

②右式：同①左式，唯左右方向相反。

6. 温泉疗法

谷大妈：听说泡温泉可以治疗银屑病性关节炎，效果怎么样？

英萍医生：温泉疗法目前在本病康复中应用比较广泛，效果也得到了大多数患者的认可。

温泉对改善运动神经的传导功能，提高机体的抗病能力均有一定疗效。又由于温泉水的浮力作用，有利于患者在水中运动，减轻锻炼时躯体对病变部位的压力，而水中体操治疗时的主、被动运动对增加代谢，促进血液

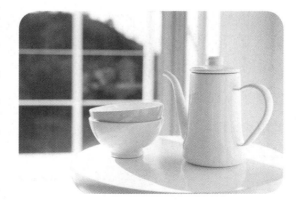

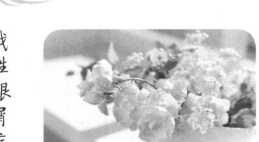

循环，改善肌紧张，促进功能恢复均有重要作用。同时，由于水的温热作用，对改善肢体的末梢循环，增加皮肤代谢等均有明显功效。

7. 针灸按摩疗法

谷大妈：针灸按摩治疗银屑病性关节炎有效吗？

英萍医生：首先，缓解期的患者，可以尝试拔罐和针灸，刺激局部穴位。但是急性期关节红肿疼痛明显时，尽量避免拔罐和针灸。并且，针灸拔罐都要注意避免皮肤感染，针灸消毒不好甚至会导致深部软组织或关节腔感染，并演变为化脓性关节炎。

还有很多患者选择了按摩，其实也是可以的，但是要分什么阶段，按摩什么部位。正常按摩是指按摩肌肉，而不是按摩关节。按摩能够放松肌肉的松紧度，有助于血液循环，但急性期应避免按摩，会使关节液增多，关节肿胀更明显。缓解期可以适当地按摩肌肉，比如股四头肌。

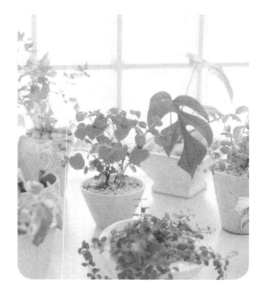

第七讲　银屑病性关节炎的日常调护

1. 生活习惯与银屑病性关节炎的关系

谷大妈：如何改善生活习惯才有利于本病的恢复？

英萍医生：银屑病性关节炎是一种与银屑病相关的炎性关节病，会严重影响患者的日常生活，所以在日常生活中要从以下几个方面注意并改善自己的生活习惯。

（1）缓解精神紧张：部分患者精神紧张是诱发皮疹加重的因素，对这部分患者应善于调理自己，缓解精神压力。

（2）饮食：有研究显示，银屑病可引起营养缺乏，合适的营养对个人健康很重要。补充蛋白质、叶酸、水和热量对清除皮疹不一定有好处，但能改善全身状态。推荐低脂平衡饮食，饮食多样化，每天吃多种蔬菜和水果，限制饮酒、高盐和腌菜，禁止吸烟。有人注意到，爱斯基摩人大量吃鱼，他们很少得银屑病。动物实验发现，鱼油对心血管系统和免疫系统很有好处，因此推测鱼油对改善银屑疹有好处，但在人类中的研究尚有争论。

（3）体育锻炼：体育锻炼有助于保持关节力量和活动范围，常采用等长锻炼。如锻炼后疼痛持续2小时，提示锻炼过度或锻炼方法错误。有脊柱受累者避免长期卧床休息，应常行伸展锻炼，同时可用钙

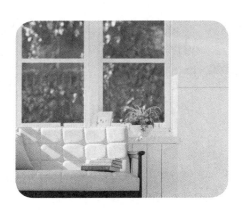

剂和维生素 D 防止骨质疏松或轻微外伤后骨折，必要时用降钙素和双膦酸盐。在游泳池游泳时，水中氯气可能引起皮疹加重，患者可在游泳前，在皮疹区涂一薄层的凡士林或矿物

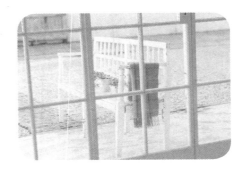

油，游泳后用自来水冲洗，在皮肤尚未干燥前，涂上润肤霜。

（4）日光浴：日光浴对寻常型和急性滴状银屑疹疗效好，对红皮型和全身型（面积 >60%）皮疹患者疗效较好，但治疗时间要短，日晒光线要少，而脓疱型和皱褶处银屑病疗效不肯定，手足银屑疹疗效不佳。建议去海滩作日光浴及用盐水游泳。有规则和持之以恒的日光浴是治疗成功的关键，推荐每次时间短而次数多的日光浴，一定要使所有受累部位（生殖器部位除外）得到充分而相同的治疗，避免暴晒和灼伤（可使银屑病复发和加重），往往需几周或几周以上才能见效。应避免过度日晒，防止引起皮肤癌和早衰。日光浴治疗的最佳时间是 6、7、8 月。

（5）避免皮肤损伤：即使轻微的损伤如晒伤、刮伤及紧身衣服擦伤在某些患者也可出现银屑疹恶化。有时银屑病在皮肤损伤区发生，尤其是病情活动期。在穿耳的地方也可出现皮疹，

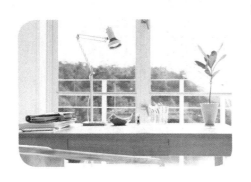

然而，这种皮疹对局部治疗反应良好，只要无感染，可愈合。

（6）指甲护理：指甲应经常修剪，指甲外伤易使指甲银屑病恶化或发病，用手工作时最好戴手套。对指甲进行清

洗和刮除脏物时动作要轻柔。可经常浸泡指甲，在一碗温水中放三盖焦油液，泡手 20 分钟，然后每个指甲涂擦上润肤霜。也可用指甲硬化剂来改善指甲外表。足趾甲可先用温水浸泡 10 分钟，再用砂板轻轻挫去趾甲粗厚部分，用剪刀一次剪去一部分，以使趾甲无阻碍地生长。要穿宽松的鞋，以避免摩擦引起足趾甲增厚。

2. 银屑病性关节炎复发的预防

谷大妈：本病好转之后该如何预防复发？

英萍医生：坚持理疗，如温水浴、热疗和冷疗等。理疗及康复治疗可大大改善关节功能和缓解疼痛。有炎症的关节肿胀区可制动，并冷敷可减少肿胀和改善活动范围。银屑病性关节炎重点在于做好皮肤护理、饮食调护与功能锻炼上，过程中需要耐心听取医生的指导，仔细观察病情变化，及时发现问题，及时解决。在配合治疗的同时，不断地了解此病相关方面的健康教育，帮助自身不断提高生活质量。

（1）一级预防

①去除各种可能的诱发因素，如防治扁桃体炎或上呼吸道感染，避免外伤和精神创伤、刺激、过度紧张等精神因素，保持良好的饮食习惯，忌食辛、辣刺激食物。

②加强身体锻炼，提高机体免疫力。

③生活规律，保持舒畅的心情，注意卫生，预防皮肤感染。

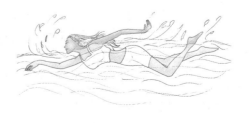

④提高对银屑病的认识，本病无传染性，经积极治疗可以缓解。

（2）二级预防

①早期诊断：银屑病性关节炎的特征是既有关节炎又有银屑病，而且多数患者先有银屑病。特别是约有80%的病人有指（趾）甲变形和损害，如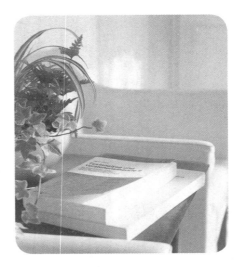甲下角质增生、甲板增厚、浑浊、失去光泽、血甲、表面高低不平等。而这种情况在单纯银屑病患者中仅有20%。对那些只有关节炎而无银屑病史者，应仔细检查头皮及肘关节等伸侧皮肤好发部位，是否有不易被发现的皮损存在，对本病早期诊断有意义。

②早期治疗：本病为慢性反复进行性、关节性疾病。病因尚未完全清楚。迄今为止，治疗方法不少，但仍无令人满意的疗法。因此应采取综合疗法，中西医结合，发挥各自的长处，使病情得到早期、有效控制。

（3）三级预防

①注意皮肤清洁卫生，防止银屑病复发感染。

②避免精神紧张，保持心情舒畅。

3.银屑病性关节炎患者的心理问题

谷大妈：患有银屑病性关节炎的人会不会出现心理问题？如果出现应该如何处理？

英萍医生：一定会出现心理问题，银屑病性关节炎是一种与银屑病相关的炎性关节病，具有银屑病皮疹、关节和周围软组织疼痛、肿胀、压痛、僵硬和运动障碍，部分患者可有骶髂关节炎、脊柱炎，由于病程迁延，易复发，晚期可导致关节强直、残疾等，从而引起严重的心理障碍，在治疗过程中会产生各种心理反应。又因银屑病性关节炎起病隐匿，病情重，常无诱因，病程长、病情反复，关节炎症状也多种多样等及发病后全身皮肤渗出、干裂、脱屑，使患者疼痛、瘙痒，异常痛苦，既担心难以治愈，又担心传染给别人；因大量脱屑，患者怕别人嫌弃，所以往往对疾病的恢复缺乏信心，容易产生抑郁、焦虑、悲观失望的情绪。患者在整个治疗过程中会产生很多不良的情绪，而心理情绪因素对疾病的治疗具有决定性的影响作用，良好的心理情绪可以提高治疗效果，促进病情好转，不良的心理情绪可以影响治疗效果加重病情。心理问题主要有以下几个方面。

（1）焦虑、恐惧：调查中发现银屑病患者在关节炎发生前就已经表现出各种不同程度的心理反应，当并发关节炎后，应用甲氨蝶呤治疗的过程中，产生恶心、呕吐、口炎、脱发等造成自我形象破坏，加上关节疼痛、肿胀、功能障碍等，心理上更加焦虑、恐惧，担心病程和治疗效果，并表现出忧伤、敌对心理，这在经济条件差的患者身上表现更为突出。

（2）抑郁：银屑病性关节炎由于身体形象改变（身体多部位产生的银白色鳞屑），活动障碍，日常生活与其他活动常需要他人帮助，使社交活动越来越少，因而形成自我封闭状态，不愿意与他人交流。在调查中发现，有一银屑病老年患者头皮部位的鳞屑好像带了一层钢盔，四肢部位的鳞屑用手触摸即露出鲜红色的肉芽组织。由于求治过程不顺利，身体鳞屑越长越多，药膏抹到部位鳞屑和药膏混在一起，使其痛苦不堪，再加上四肢关节疼痛，其形象遭子女嫌弃，都不愿意到床前侍候，患者常常自罪自责，形成自我封闭状态，抑郁症状越来越重，产生自杀念头。

（3）自暴、自弃：在银屑病性关节炎患者中残毁性关节炎占5%，好发年龄为20－30岁，受累关节为指、掌、跖骨，关节可强直、畸形，常伴骶髂关节炎、皮肤的鳞屑病变严重。自暴、自弃的心理障碍易发生在这类年轻人群中，年轻人自尊心极强，患病时由于关节僵硬畸形、活动受限，为了治病不得不放弃工作，特别是身居要职的年轻患者，自尊心会受到极大的伤害，并常以拒绝帮助来应对，产生放弃生活的念头。

（4）悲观、失望：银屑病性关节炎患者多为20－40岁青壮年男性，为家庭经济主力，病情反复发作，顽固的关节疼痛和皮肤瘙痒难忍，治疗效果不显著，晚期可致残，患者易产生不良心理反应，如常有悲观、抑郁、自卑感等。如果长时间的求医问药，反复治疗效果不理想，患者的耐心几乎耗尽，对治疗缺乏足够的信心，产生失望感，再加上生活的拮据、社会关心的缺失，最简单的事情也觉得困难重重，常流露出悲观心境。

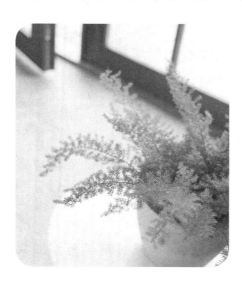

谷大妈：针对心理问题，日常生活中该如何解决？

英萍医生：根据不同患者的情况，处理如下。

焦虑、恐惧患者：有关统计数据显示约75%的银屑病性关节炎患者皮疹出现在关节炎前，皮疹表面覆盖有丰富的银白色鳞屑，这些多部位鳞屑让患者苦不堪言，这种在毫无思想准备的情况下突然发现身患重症疾病，极易引起复杂的心理反应，从而产生焦虑、抑郁情绪。此时应耐心向患者介绍疾病方面的知识，包括银屑病性关节炎的病因、临床表现、治疗及预后、用药指导（如甲氨蝶呤的不良反应随着药物的代谢，其不良反应症状也会消失）、饮食指导（如不进食辛辣食物），使患者对疾病有较全面的了解而做好应对疾病的思想准备，以缓解其焦虑、恐惧的心理。

抑郁患者：这种抑郁心理将直接影响治疗效果，故应采取有针对性的心理干预措施。首先，指定专业医生和经过心理学培训的护理人员根据患者的个性、职业、文化修养不同，有针对性地消除其抑郁等不良情绪，使患者积极、有效地配合治疗；并采取多渠道沟通的原则，取得家属的支持与参与，主动与患者交流，让其说出自己的忧虑，使其把内心矛盾与感受宣泄出来，培养患者的正性情绪。因为良好的情绪能使人保持一种向上的力量，并充分调动机体的各种潜能，以积极应对外界环境的复杂变化，从而缓解抑郁情绪。

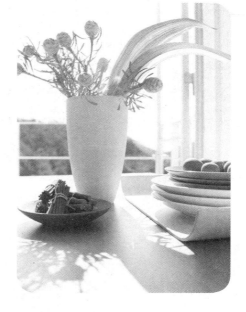

自暴自弃患者：要尊重患者，不能给予冷笑与鄙视，此时护士对患者应富有同情心，耐心倾听其陈述，让他们感受到关爱和温暖，以缓解其焦虑、抑郁、自暴自弃心理状态，增加安全感。在关节炎缓解期鼓励患者进行四肢功能锻炼，指导患者进行日常的生活活动，增加其自信的心态，鼓励患者积极参与各种社会活动，增强其社会责任感，使患者做一个对社会有用的人。

悲观、失望患者：采取心理疏导的原则向患者说明银屑病性关节炎不是不治之症，只要积极配合治疗、按时服药，皮肤的鳞屑是会逐渐消退的，关节炎症状也可以缓解。因此多与患者交流沟通，及时发现其心理问题，消除患者顾虑，增强其治疗的信心和勇气，设法减轻和缓解其心理负荷，使其逐步恢复身心健康。

其他：由于患者关节受累，伴有疼痛，病程长，反复发作，同时患者全身皮肤均有红斑、伴有瘙痒及脱屑，给患者造成极大的痛苦和沉重的心理负担。因此日常生活中，家人亲戚朋友要与患者沟通，给予安慰、解释，医护人员应该以诚恳的态度与患者交谈，了解其心理反应，提供精神支持。向患者讲解疾病的发病原因，发展趋势及预后，从而增强患者对疾病的认识。向患者解释和介绍治疗效果，消除患者对疾病的

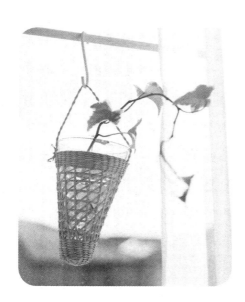

恐惧和顾虑，应详细向患者讲解银屑病性关节炎的注意事项，使其积极主动配合治疗，并避免复发，树立战胜疾病的信心，争取早日康复。

4. 银屑病性关节炎患者皮肤病变的调护

谷大妈：银屑病性关节炎会出现一些皮肤病变，日常生活中应该注意什么？

英萍医生：主要注意以下几个方面。

保持皮肤清洁，每日更换内衣被服，以减少感染机会，内衣要选用宽松、柔软的棉织品，避免各种不良刺激；擦浴后涂抹炉甘石洗剂。患者皮肤严重瘙痒，应避免抓挠，嘱病

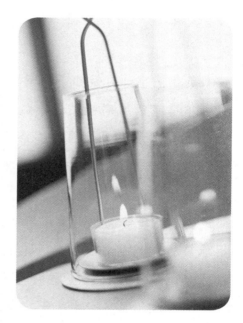

人经常修剪指甲，不能因瘙痒抓破皮肤，以免引起感染。患者经过有效的治疗和护理，皮肤瘙痒和红斑可明显改善。

给患者换上清洁、柔软的棉质衣服，瘙痒或鳞屑较多时，嘱患者不要用手或硬物搔抓，按医嘱给予软膏外擦。有脓疱及皮肤化脓感染时，及时应用 0.1% 雷夫奴尔溶液冷湿敷，并教会患者分次、分片外涂，注意观察用药后皮肤不良反应，防止反复多次大量涂药，以免发生皮肤不良反应。如皮损严重的患者安排住单人房间，病室严格消毒，定时开门窗通风，保持空气清新，帮助患者勤换衣服和床单。

床单位保持清洁干燥，及时更换脏衣裤，衣服宜宽松、柔软。环境保持整洁，舒适，安静，温湿度适宜，居住处潮湿、淋雨、涉水、风寒、太阳暴晒均可能诱发银屑病，必须注意避免。

5. 银屑病性关节炎常见症状的调护

谷大妈：银屑病性关节炎有时候会发热，发热的时候怎么办？

英萍医生：应做如下处理。

对患有银屑病性关节炎的患者要密切观察体温的变化，体温38.5℃以上应给予温水擦浴、冰袋冷敷等物理方法交替进行降温措施，禁用乙醇擦浴，以免刺激皮肤。该患者在治疗八天后，发热症状消退。

高热护理。高热时慎用解热镇痛药，应尽量采用物理降温，用冰袋置于患者前额、腋下、腹股沟等体表大血管处，及时更换冰袋，待体温降至正常撤去冰袋，注意保暖。及时更换被汗浸湿的衣服，嘱患者多饮水，并注意卧床休息。

谷大妈：得了银屑病性关节炎，怎么缓解关节肿痛的症状啊？

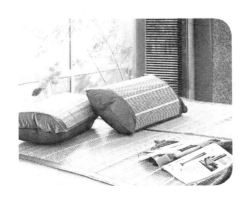

英萍医生：应做如下处理。

肿痛关节给予按摩并辅以热敷，在病情许可的情况下每天应对所有关节进行足够的活动，给予功能锻炼，以保持和增进关节功能。

粗盐热敷，将粗盐或者海

盐在锅中热炒，然后用布袋装好。最好不要使用微波炉，以免微波破坏粗盐的分子结构，影响效果。然后将粗盐包放在关节疼痛部位，如果是炎症已经消退，可以在粗盐与关节之间放置艾草包，这样既能防止烫伤，又可活血驱寒，可有效缓解风寒性关节疼痛。

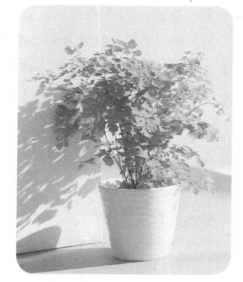

用双柏散外敷，封包治疗，超声波治疗肿痛的关节，以减轻患者的痛苦。晨僵时，注意晨僵持续时间，晨起可予温水泡手脚，以缓解晨僵。

6. 银屑病性关节炎患者的出院后指导

谷大妈：本病好转出院之后应该注意什么？

英萍医生：注意以下几点。

患者出院后随诊继续调整用药与治疗方案，严格按医嘱服药，切忌盲目用药或擅自停药，定期复查血常规、肝肾功能，直至病情痊愈。同时指导患者出院后适当锻炼身体，注意合理饮食，避免各种诱发因素的刺激。

预防继发感染，每天定时开窗通风换气，注意保暖，限制探视，严格执行无菌操作规程，对医疗器械或用物要严格消毒。一旦出现感染，及时遵医嘱采取有效的抗感染治疗。

出院指导，出院后定期门诊复查，如病情变化及时就诊。避免再次使用致敏药物、食物及刺激性强的外用药。保持皮肤

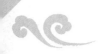
清洁，勤换内衣、内裤。饮食清淡、易消化、富含营养，忌食辛辣、鱼虾等易过敏的食物。保持心情舒畅，避免不良情绪刺激。多与患者交谈，了解患者心理状况，介绍成功病例，鼓励其多与病友沟通交流，增强信心，消除顾虑。

7. 银屑病性关节炎的健康宣教

谷大妈：作为病人，我该怎样认识银屑病性关节炎？对并发症又得如何预防呢？

英萍医生：主要有以下几点。

平时应阅读相关的健康宣教资料、书报杂志及网络资料，提高对本病的认识。随着病情进展，病情严重的患者工作能力会受到严重影响，适当的功能锻炼有助于疾病的恢复，促进血液循环，加速体内代谢。

生活中注意预防感冒，因本病呼吸道感染易引发链球菌感染，导致银屑病的复发。平时宜加强体育锻炼，适当跑步，或练太极拳。服药时注意药物的不良反应，切记定期检查、严格规范用药。

防治感染，一旦感染应尽快用抗生素治疗。对于常因扁桃体炎或咽痛引起复发的患者应尽早用抗生素，而不是等到咽痛严重时应用。积极治疗其他同时发生的疾病如糖尿病、牙周炎、龋齿、足癣、扁桃体炎、咽炎、中耳炎、上呼吸道

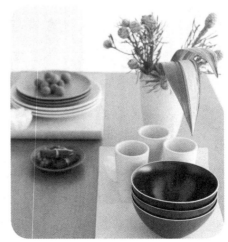

感染性疾病。避免各种强烈的物理、化学刺激，如染发、文身等。避免外伤和皮肤的刺激（包括有刺激的药物、过度的搓洗等），即使轻微的损伤如晒伤、刮伤及紧身衣服擦伤在某些患者身上也可出现银屑疹恶化。

谷大妈：本病在不同时期如何有针对性地进行功能锻炼？

英萍医生：急性期应多卧床休息，关节部位注意保暖，坐、卧位时注意关节保持功能位，可在床上适当进行握手、下肢肌肉收缩等运动；缓解期可下床活动，进行散步、摆臂、手指爬墙运动、下肢关节运动，或适当进行爬楼梯锻炼，做体操、打太极拳等运动，进行锻炼应循序渐进，持之以恒。活动量因人而异，以活动后不觉疲劳、疼痛无增加为宜。多到户外晒晒太阳，以增强体质，提高机体抗病能力。另外，进行锻炼前要向患者做好解释工作，以取得患者主动配合，要求患者在锻炼时思想要集中，呼吸均匀，动作准确，切忌用力过猛。

参考文献

[1] 刘贞富. 皮肤性病诊断与治疗 [M]. 武汉：湖北科学技术出版社，2016.

[2] 石学敏. 针灸学 [M]. 北京：中国中医药出版社，2007.

[3] 宋柏林，于天源. 推拿治疗学 [M]. 北京：人民卫生出版社，2014.

[4] 王之虹. 推拿手法学 [M]. 北京：人民卫生出版社，2014.

[5] 吕选民. 推拿学 [M]. 北京：中国中医药出版社，2015.

[6] 张学军. 皮肤性病学教师辅导用书 [M]. 北京：人民卫生出版社，2013.

[7] 全国卫生专业技术资格考试用书编写专家委员会. 康复医学与治疗技术 [M]. 北京：人民卫生出版社，2016.

[8] 王晓冰，金明秀. 金明秀教授治疗银屑病关节炎经验探讨 [J]. 辽宁中医药大学学报，2009，11（10）：83-84.

[9] 刘忠恕. 现代中医皮肤病学 [M]. 天津：天津科技翻译出版公司，1997.

[10] 王畅. 姜红月. 中西医结合治疗银屑病关节炎 47 例临床分析 [J]. 四川中医，2016，34（4）：145-147.

[11] 田溢卿. 陶杰梅. 张风肖，等. 中药熏蒸辅助治疗银屑病关节炎的临床观察 [J]. Chinese Journal of Rehabilitation，2009. 24（6）：402.

[12] 冯春清，杨湘薇. 中西医联合治疗银屑病关节炎的护理 [J]. 护理研究，2010，121.

[13] 王聪敏，余明莲，李海涛，等. 关节病型银屑病患者的护理 [J]. 感染、炎症、修复，2013，14（1）:36-37.

[14] 陈宏，武杨，武庚．红皮病型银屑病患者的护理 [J]．现代临床护理，2010，9（8）:44-45.

[15] 董立华．银屑病关节炎的护理体会 [J]．护理研究，2012，19（36）：105-106.

[16] 许晓云．银屑病关节炎患者心理问题分析及心理干预 [J]．齐鲁护理杂志．2014．20（11）:95-96.

[17] 王蔚，孙硕，高淑新，等．银屑病性关节炎的心理分析与护理对策 [J]．中国医药指南，2013，11（26）：279-280.

[18] 施星芬，徐美英，顾沈红．英夫利昔单抗治疗银屑病性关节炎患者的护理 [J]．解放军护理杂志，2010，27（6B）：914.

[19] 周新华，吕天越．风湿性关节炎病人的药膳主食木瓜薏米粥 [J]．药膳食疗研究，2001（6）：7-8.

[20] 胡辛奎．风湿性关节炎食疗药膳 [J]．药膳食疗，2003（11）.

[21] 孟昭群．骨关节炎的食疗药膳 [J]．现代养生，2017（2）.

[22] 俞峰，徐海朋，杨大鹏．导引运动的养生文化特征分析 [J]．民族传统体育，2012，9（8）：95-96.

[23] 董晓新．温泉水体操治疗 60 例关节型银屑病强直性脊柱炎的疗效观察 [J]．医学信息，2011，24（5）：3119-3120.

[24] 武良群，史珊怡．针灸推拿治疗退行性膝关节炎的临床价值及可行性研究 [J]．临床医药文献杂志，2014，1（7）：1199-1201.

[25] 于杰，孙忠人，常惟智，等．导引术作用机制及临床应用 [J]．山东中医药大学学报，2016，40（2）：105-109.

[26] 刘芳．健身气功易筋经改善类风湿关节炎患者患肢功能的研究 [D]．北京：北京体育大学，2013.

[27] 谢峰．太极拳运动与功能锻炼对肩周炎康复效果的对比研究 [D]．上海：民族传统体育学，2014.

[28] 田炳午．五禽戏对女性膝骨关节炎患者本体感觉及平衡功能影响的研究 [D]．北京：北京体育大学，2012.

[29] 章文雯．习练八段锦对广泛性焦虑症临床疗效影响的研究 [D]．北京：北京中医药大学，2014.

[30] 陶朔秀．中华导引术的中医养生学研究 [D]．上海：民族传统体育学院，2015.